U0308096

学术顾问　严世芸　陈红专

器物里的中医

王丽丽　陈丽云

著

全国百佳图书出版单位
中国中医药出版社
·北京·

图书在版编目（CIP）数据

器物里的中医 / 王丽丽，陈丽云著 . —北京：中国
中医药出版社，2022.6

ISBN 978-7-5132-7685-6

Ⅰ.①器…　Ⅱ.①王…②陈…　Ⅲ.①中国医药学—
文物—普及读物　Ⅳ.① K875.9-49

中国版本图书馆 CIP 数据核字（2022）第 120022 号

中国中医药出版社出版

北京经济技术开发区科创十三街 31 号院二区 8 号楼

邮政编码　100176

传真　010-64405721

山东临沂新华印刷物流集团有限责任公司印刷

各地新华书店经销

开本 787×1092　1/16　印张 13　字数 276 千字

2022 年 6 月第 1 版　2022 年 6 月第 1 次印刷

书号　ISBN 978-7-5132-7685-6

定价　118.00 元

网址　www.cptcm.com

服 务 热 线　010-64405510

购 书 热 线　010-89535836

维 权 打 假　010-64405753

微信服务号　zgzyycbs

微商城网址　https://kdt.im/LIdUGr

官 方 微 博　http://e.weibo.com/cptcm

天猫旗舰店网址　https://zgzyycbs.tmall.com

如有印装质量问题请与本社出版部联系（010-64405510）

自　序

习近平总书记指出，"中医药学包含着中华民族几千年的健康养生理念及其实践经验，是中华文明的一个瑰宝，凝聚着中国人民和中华民族的博大智慧"，"中医药学是中国古代科学的瑰宝，也是打开中华文明宝库的钥匙"。

中医药根植于中华优秀传统文化的土壤，蕴含着古朴的生命智慧。中华民族几千年来都是靠中医药治病救人，中医药为增进人类生命健康做出了重大贡献。自2020年新型冠状病毒肺炎疫情暴发以来，人们对于中医药的作用有了更深的认识。我国采用的中西医结合救治证明，中医药在防治新型冠状病毒肺炎、严重急性呼吸综合征等重大传染病方面是有效的，也是有优势的。在今年的上海疫情期间，中医药全过程、全方位深度参与，大规模实施中医药防疫干预，打造了新型冠状病毒肺炎救治中西医结合"上海模式"，取得了良好的抗疫效果，中医药更是引发国内外公众的空前关注。历史和实践证实，中医药在防治常见病、多发病、慢性病和传染病方面都是有独特优势和价值作用的。

对生命的敬重与发展的需求，创造了辉煌的中医药历史和灿烂的中医药文化。作为医学史和中医药文化领域的从业者、研究者和传播者，展示和弘扬源远流长、博大精深的中华文明，讲好文物的故事，让文物活起来，弘扬国粹，加强中医药藏品研究，讲好中医药故事和中国的故事，是时代的呼唤。

优秀的文化是转化并引领中医药科技创新的动力。可以说，中医药历史上的发明创造，灿若星河。中医药文物不仅生动述说着过去，也深刻影响着当下和未来。传承精华，守正创新，本书的撰写背景正是为弘扬中华优秀传统文化、增强文化自信提供有力支撑。本书以中医药发展史上一件件熠熠生辉的历史文物为主线，串联起中医药发展的历史长河，生动讲述中医药发展的精彩历程。从古代最原始的医疗工具砭石骨针、酒与中医药的紧密关联，到鲜为人知的中医手术器械、针灸铜人、人痘接种术的发明、香熏炉、葫芦、海派名医的处方等，翻开本书就仿佛走进了一座中医药博物馆，在娓娓道来中与历史对话，通过一个个文物的介绍鉴赏以及挖掘文物背后承载的中医故事，让文物活了起来，依托物化的历史见证，展现中医药的文化内涵和思想精髓，反映中医药千年发展史的灿烂辉煌和百年史的艰难曲折。以文物鉴中医，以医史鉴文化，弘扬传播中医药文化的同时，更坚定了中华民族的文化自信。

中医药文化与中国传统文化息息相关，集医学、哲学、艺术、科技于一体，其理论体系形成的文化社会的印记和背景、蕴含的人文价值，均是中医药的文化内涵。而要了解中医药文化则需正本清源，知晓其形成的历史和社会文化背景。以器物为切入点和主线，作为解读中医的载体，是本书的特点与创新。本书图文并茂，上海中医药博物馆珍藏文物精品图片（图片版权所有：上海中医药博物馆）呈现给读者精美雅致的视觉盛宴。本书力求集中医、历史、文物、文化、科普为一体，博古鉴今，融会贯通，走近历史，走进生活，是一本雅俗共赏的中医药文化著作。诚如中华医学会医史博物馆（现上海中医药博物馆，下同）建馆人王公吉民于1938年建馆时所言初心："妥为保存，以免散失"，"国粹不致外流"，"供学者研究，藉以考察医学之变迁、治疗之演进"，"对学生为有效之教授方法，对民众可作宣传医药常识之利器"。

穿越历史时空，历经时代风雨，革故鼎新，与时俱进。中国共产党领导下的中华人民共和国成立后，中医药事业在中国共产党的领导下，蓬勃发展，迎来了天时、地利、人和的大好时机，了解中医药的历史脉络，感悟中医药的时代价值，传播文化，传承文明，历史敦勉着我们为中医药走向世界而不懈奋斗！

仓促成文，挂一漏万。抛砖引玉，敬请读者指正。

王丽丽

2022 年 5 月

目 录

引 言　　　　　　　　　　　　　　　　　　　　　　　　　　　1

第一章　天地有道　医学起源　　　　　　　　　　　　　　　19
　　第一节　茹草饮水，火之燎原　　　　　　　　　　　　　21
　　第二节　就地取材，砭石骨针——原始的医药工具与治法起源　24
　　第三节　传说中的医药圣贤　　　　　　　　　　　　　　26
　　第四节　甲骨文里的医史档案　　　　　　　　　　　　　31

第二章　体系初备　圭臬后世　　　　　　　　　　　　　　　35
　　第一节　曲水流觞——酒为百药之长　　　　　　　　　　37
　　第二节　最早的专职医生　　　　　　　　　　　　　　　39
　　第三节　早期医事管理　　　　　　　　　　　　　　　　41
　　第四节　治大国与烹小鲜——陶器与汤剂的发明　　　　　42
　　第五节　下水管道与中国古代公共卫生　　　　　　　　　43
　　第六节　四大"经典"与抗疫"三药三方"　　　　　　　47
　　第七节　汉墓出土的涉医文物　　　　　　　　　　　　　57

第三章　兼收并蓄　医药繁盛　　　　　　　　　　　　　　　61
　　第一节　献给世界的礼物——青蒿素的发现　　　　　　　63
　　第二节　手术器械与中医外科　　　　　　　　　　　　　66
　　第三节　长生不老的传说——炼丹与制药　　　　　　　　68
　　第四节　太医署——国家创办医学院校　　　　　　　　　75
　　第五节　大医精诚——医学百科《千金方》　　　　　　　77

第四章　生生之学　尽善尽美　　　　　　　　　　81

　　第一节　中国气派——"国礼"针灸铜人　　　　　83

　　第二节　针灸明堂图里的"名堂"　　　　　　　85

　　第三节　"日月星辰"与古代行医工具　　　　　94

　　第四节　导引图与运动养生　　　　　　　　　98

　　第五节　书画与儒医　　　　　　　　　　　100

　　第六节　宝马雕车香满路——香熏与卫生保健　115

第五章　发展集成　众妙纷呈　　　　　　　　　　121

　　第一节　《本草纲目》原来是本博物志　　　　　123

　　第二节　世界最早的疫苗——人痘接种术　　　131

　　第三节　吴又可与疫病学说　　　　　　　　132

　　第四节　悬壶济世——小葫芦里有乾坤　　　　134

　　第五节　十二生肖药瓶与时间医学　　　　　137

　　第六节　形神兼修，颐养天年——文房"四宝"皆为药　142

第六章　传承发扬　中西汇通　　　　　　　　　　145

　　第一节　中华医学会的诞生及发展　　　　　147

　　第二节　中西医汇通之路　　　　　　　　　157

　　第三节　"老三校"里的薪火相传　　　　　　160

　　第四节　江南御医陈莲舫　　　　　　　　　163

　　第五节　中医泰斗丁甘仁　　　　　　　　　168

　　第六节　诗书医画程门雪　　　　　　　　　171

　　第七节　经社才子严苍山　　　　　　　　　175

　　第八节　银元时代的陈存仁　　　　　　　　180

　　第九节　"弃文从医"恽铁樵　　　　　　　　183

　　第十节　民国期间医药期刊《中医杂志》　　　185

　　第十一节　民国时期医学期刊《中西医学报》　194

主要参考文献　　　　　　　　　　　　　　　　199

坐落在上海中医药大学校园内的上海中医药博物馆，前身是创建于 1938 年的中华医学会医史博物馆，是中国第一家医学博物馆，至今已有 84 年的历史。1959 年，上海市卫生局（现上海市卫生健康委员会，下同）决定，中华医学会医史博物馆改属上海中医学院（现上海中医药大学，下同）。2003 年，在医史博物馆的基础上，上海中医药博物馆建成。上海中医药博物馆经过多年的建设和发展，目前是全国中医药文化宣传教育基地、国家 AAA 级旅游景区、全国科普教育基地、上海市爱国主义教育基地。

王吉民是中华医学会医史博物馆的主要筹划者和创建者，从博物馆创建之初即担任首任馆长直到去世，主持医史博物馆工作长达 28 年之久，其间多次将自己珍藏的医史文献文物捐赠予博物馆，为博物馆的维持和发展贡献了毕生精力。饮水思源，回顾历史，展望未来，谨以此书以资促进中医药博物馆的发展，为医史研究提供实物资料。

一、上海中医药博物馆的历史沿革

（一）王吉民与中华医学会医史博物馆

王吉民（1889—1972），又名嘉祥，号芸心，广东东莞虎门人。王吉民为中国近现代著名医史学家，中国首家医史博物馆创始人，国际科学史研究院院士，中华医史学会及《中华医史杂志》创办人之一，中华医史学会第 1～4 届会长。王吉民先生一生致力于医史研究近 50 年之久，成就斐然。其用中英文撰写的论著达 200 多篇，内容涉及医事制度、医事考证、医家传记、中西医药发明、中医西传和西医入华等中西医学交流、医事报告、纪念文章、工作报告、会务报告等，撰写专著《中国历代医学之发明》、*History of Chinese Medicine*（《中国医史》），主编《中华医学杂志医史专号》《中华医学杂志三十周年纪念号》《中华医史学会五周年纪念特刊》《中国医学外文著述书目》《中国医史外文文献索引》等刊物。王吉民与伍连德合著的 *History of Chinese Medicine*（《中国医史》）是中国第一部英文版医史专著。很长一段时间内，该书是世界了解中国医学

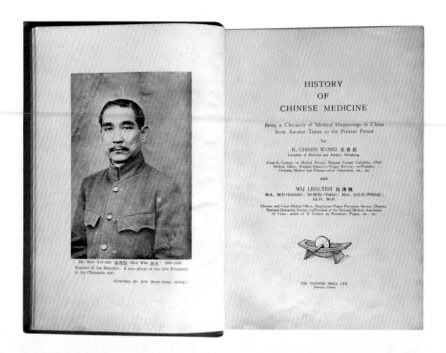

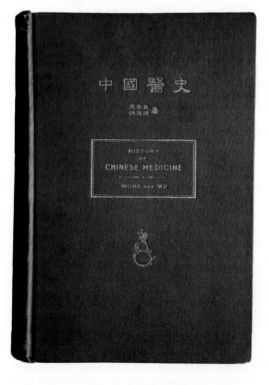

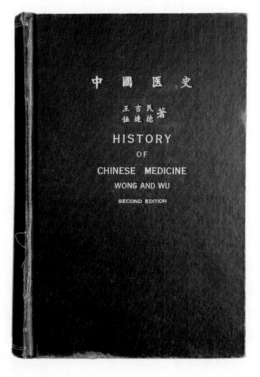

（上） HISTORY OF CHINESE MEDICINE（《中国医史》）（1）

（左下） HISTORY OF CHINESE MEDICINE（《中国医史》）（2）

（右下） HISTORY OF CHINESE MEDICINE（《中国医史》）（3）

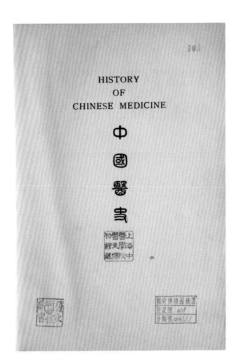

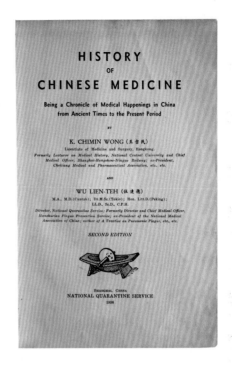

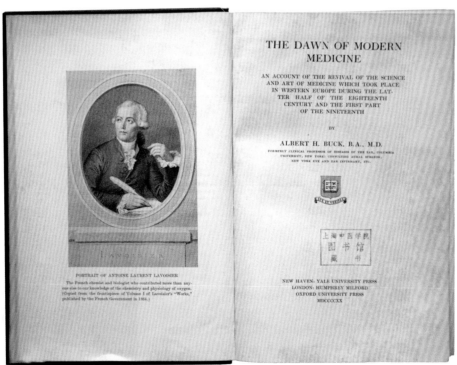

（左上）　HISTORY OF CHINESE MEDICINE（《中国医史》）（4）

（右上）　HISTORY OF CHINESE MEDICINE（《中国医史》）（5）

（下）　THE DAWN OF MODERN MEDICINE

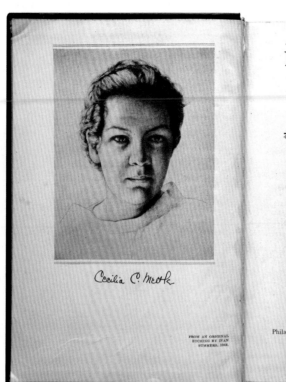

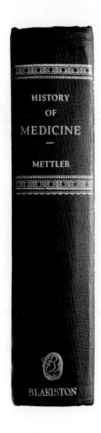

（上）　HISTORY OF MEDICINE（1）

（下）　HISTORY OF MEDICINE（2）

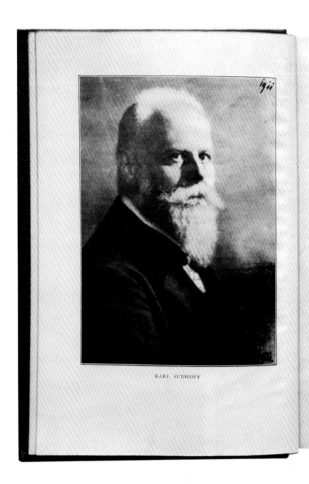

KARL SUDHOFF

ESSAYS IN THE
HISTORY OF MEDICINE

BY

KARL SUDHOFF, M.D.

Professor of History of Medicine in the University of
Leipzig, 1895-1924

Translated by various hands and edited, with foreword
and biographical sketch,

BY

FIELDING H. GARRISON, M.D.

Lieutenant Colonel, Medical Corps, U. S. Army.

NEW YORK
MEDICAL LIFE PRESS
1926

ESSAYS IN THE HISTORY OF MEDICINE

史最重要的著作。

1937年春，中华医学会邀请王吉民到上海协助办理中华医学会会务。同年4月，中华医学会第4届全国会员代表大会在上海举行，其间王吉民主持负责筹备的"医史文献展览会"，展出展品药瓶、历代制药工具、针灸用具、古籍、医家画像等达1000余件，受到报纸报道并获好评。会上，王吉民做专题演讲《吁请筹设医史博物馆》。同年5月，王吉民在《中华医学杂志》发表文章《筹设中国医史博物馆刍议》，指出办馆的3个宗旨：①"妥为保存，以免散失"，"国粹不致外流"。②"供学者研究，藉以考察医学之变迁、治疗之演进"。③"对学生为有效之教授方法，对民众可作宣传医药常识之利器"。王吉民所倡导的办馆宗旨与当今世界公认博物馆的收藏、研究、教育三大传统职能不谋而同。

在王吉民的积极倡议和推进下，1938年7月，在上海池浜路（今慈溪路）41号中华医学会图书馆内的一个小房间里，中国第一家医史博物馆——中华医学会医史博物馆诞生了，当时陈列品约400件，王吉民出任馆长。

医史博物馆虽然创建于抗战时期，但是，中华医学会医史学分会的会员们在战乱年代仍然尽力收集文物。1949年中华人民共和国成立后，社会安定，博物馆也平稳发展。1951年，中华医学会总会迁往北京，医史博物馆仍留在上海，改属中华医学会上海分会。

1956年，医史博物馆随中华医学会上海分会迁至北京东路国华大楼，医史博物馆的陈列也增加至5大间，设有医史资料室、文物仓库、文物登记室、办公室等。展览室

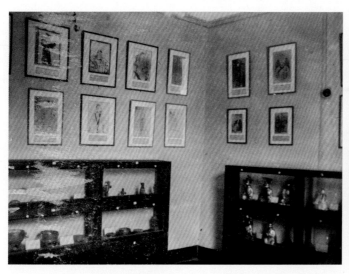 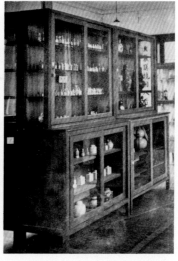

（左）中华医学会医史博物馆陈列室（1939年，慈溪路41号2楼）

（右）中华医学会医史博物馆陈列室（1951年，慈溪路41号2楼）

的主题也有了更明确的划分，有书画室、博物室，还专设了李时珍文献室。

（二）上海中医学院医史博物馆

1959 年 1 月，医史博物馆由中华医学会上海分会改属为上海中医学院，馆址迁至上海中医学院内，王吉民继续担任馆长。

王吉民对亲手创办的中国第一家医史博物馆倾注了毕生精力，捐赠了大量医史文献资料及文物。"文化大革命"期间，王吉民不幸逝世。幸运的是，医史博物馆完整地保留了下来。

自 1966 年 7 月起，医史博物馆闭馆。1975 年，上海中医学院修建了新的陈列室、文物仓库、资料室等，博物馆总面积近 400m²。

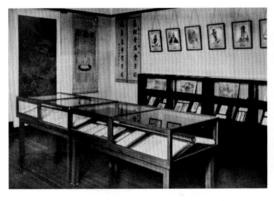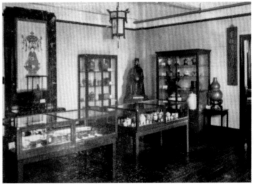
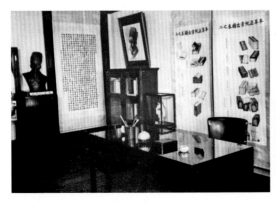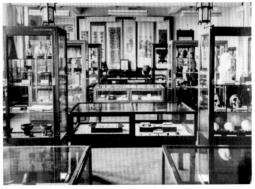

（左上）　医史博物馆书画室（1957 年，北京东路 356 号国华大楼 5 楼北部）

（右上）　医史博物馆博物室（1958 年，北京东路 356 号国华大楼 5 楼南部）

（左下）　医史博物馆李时珍文献室（1957 年，北京东路 356 号国华大楼 5 楼北部）

（右下）　上海中医学院内医史博物馆陈列室（1960 年）

改革开放以后，医史博物馆得到了很好的发展，以贾福华、朱孔阳、傅维康、吴鸿洲等专家为代表的几代博物馆人不断扩充馆藏，完善布展，开展教学、科研活动，使这座上海地区唯一的医学史专业博物馆不断得以发展。1993年，医史博物馆随学校更名为上海中医药大学医史博物馆。

正因当时该博物馆是上海地区唯——家医史博物馆，故成为上海医科大学、上海第二医科大学，以及各中等医学校的中医教育基地，曾接待世界100多个国家和地区的来宾，年均接待参观者170多批，1670人次。

1998年5月，医史博物馆恢复隶属中华医学会，命名为中华医学会/上海中医药大学医史博物馆。至2003年改称上海中医药博物馆前，该馆共有在册文物10256件，分为6大类35小类，同时收藏图书6540册、报刊3663册，其中不乏国内稀有的20世纪20—30年代的杂志刊物。

此间，医史博物馆编辑了多部工具书，如王吉民编辑了我国第一部《中国医史文献索引》，王吉民与傅维康合作编辑了《针灸文献索引（1959—1965）》，另有《六十年中医报刊目录（1905—1965）》，并出版《中国医学史》《医药史话》等书籍。当时，医史博物馆已作为科普教育基地，接待海内外参观者。国际著名科技史专家李约瑟博士曾3次到访博物馆，并用中文题词"百闻不如一见"。

李约瑟、鲁桂珍题词（1964年）

（三）上海中医药博物馆

2003 年，中华医学会 / 上海中医药大学医史博物馆与中药标本室、党史校志编辑办公室合并，更名为"上海中医药博物馆"，于 2004 年 12 月 18 日在浦东张江新校区面向社会开放。

上海中医药博物馆建筑面积 6314m²，展示面积 4050m²，是 2004 年上海市政府十大科普实事工程之一。馆内收藏自新石器时代至近代各类文物 10000 余件，其中许多是珍贵之品。2015 年 9 月—2016 年 5 月，上海中医药博物馆闭馆改建，2016 年 5 月 18 日重新开放。目前基本陈列分为原始医疗活动、古代医卫遗存、历代医事管理、历代医学荟萃、养生文化撷英、近代海上中医、本草方剂鉴赏、当代岐黄新貌 8 个专题，反映中医药在各个历史时期取得的主要成就，并预示其未来发展的美好前景。

回顾上海中医药博物馆 84 年的发展历程，从池浜路 41 号中华医学会医史博物馆 400 件的资料文物，至今达 14000 多件馆藏；从当时中华医学会图书馆内的一个小房间，至今单体建筑拥有 4050m² 的展示面积；从王吉民先生的一片丹心成立中国第一家医学史博物馆，到如今各方面领先全国中医药类院校乃至全国高校的博物馆，上海中医药博物馆发生了翻天覆地的变化。国际博物馆协会（International Council of Museums）的专家里斯本大学博物馆馆长 Marta C. Lourenco 在参观上海中医药博物馆和交流座谈后盛赞："这不是一所大学的博物馆，而是一座博物馆建在大学里。"2016 年 11 月，世界卫生组织（WHO）总干事陈冯富珍参观后欣然题词："传统医学文化是中国的瑰宝，要发扬光大。"如今的上海中医药博物馆作为一所高校博物馆，已经成为中医药继承创新的育人平台、中医药科学知识的普及平台、中国传统文化的传播平台和上海中医药大学的文化名片。将"走出去"与"请进来"相结合，博物馆与社区、学校和企业联动，开展"灵丹妙药动手做"系列活动、百草园"闻香识药"活动、迎新年健康跑活动等，倡导健康理念，普及中医药知识，并已成为全国中医药文化宣传教育基地、全国科普教育基地、国家 AAA 级旅游景区、国家健康旅游示范基地建设单位、上海市爱国主义教育基地等各级基地。

自 2013 年始，上海中医药博物馆积极响应国家"一带一路"倡议，担当中医药文化传播的使者，先后赴美国、斯里兰卡、捷克、新加坡、英国、比利时、法国、日本、德国、希腊、巴拿马举办中医药文化展览和对外交流，展示中医药的独特魅力，让世界民众了解博大精深的中国传统医药文化，助力中医药文化"走出去"。

海外巡展产生了广泛影响，《人民日报》、中央电视台、《中国中医药报》、北德广播电视台、法国《道芬自由报》、日本海电视台等国内外媒体均对海外巡展进行了相关报道。

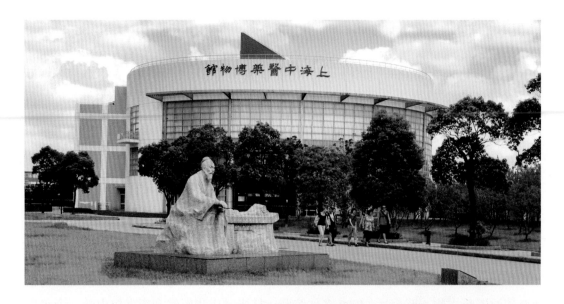

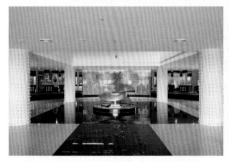

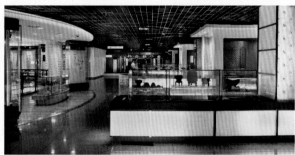

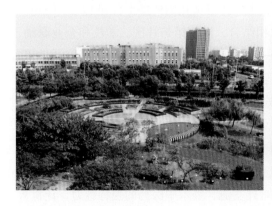

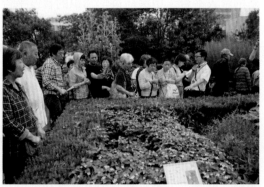

（上）　上海中医药博物馆正门

（左中）　上海中医药博物馆1楼展厅（2004—2015年）

（右中）　上海中医药博物馆2楼展厅（2004—2015年）

（左下）　上海中医药博物馆百草园（2006年）

（右下）　在百草园举办科普活动

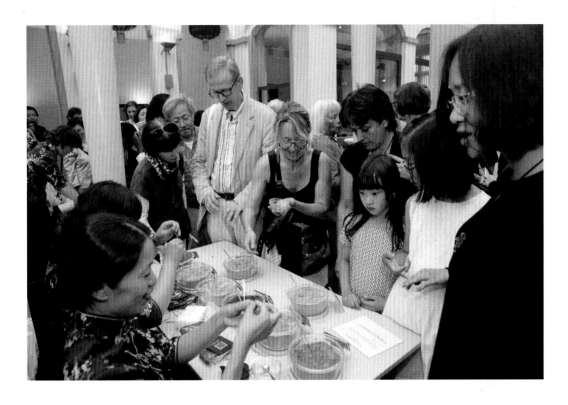

上海中医药博物馆海外巡展——比利时站（2017 年）

二、馆藏文物简介

（一）古代医药文物

1. 新石器时代的砭石骨针

砭石，是中国的原始医疗工具。东汉许慎《说文解字》说，"砭，以石刺病也"。砭石可用于切割痈疡、刺泻瘀血。骨针为早期医疗工具，可用于针刺。这组砭石出土于内蒙古呼和浩特，这五根骨针出土于西安半坡村。

2. 御制针灸铜人

馆藏清代御制针灸铜人表面铸有经络和腧穴，但未铸经穴名称。据锦盒文字和文献记载，该铜人是乾隆为褒奖编纂《医宗金鉴》有功之臣，于乾隆九年所制的针灸铜人之一。当时的有功之臣，每人奖励《医宗金鉴》一套、针灸铜人一具及官升一品。铜人为老妇形象，体态丰腴自然，面部表情慈祥生动，表面共有 580 个穴位，用锦盒包装并附注，弥足珍贵。锦盒上文字记载了铜人铸制的经过，并印有乾隆皇帝的玉玺。

该铜人于抗战期间收购，关于其购买经过，丁济民有详细记述。1943 年，王吉民

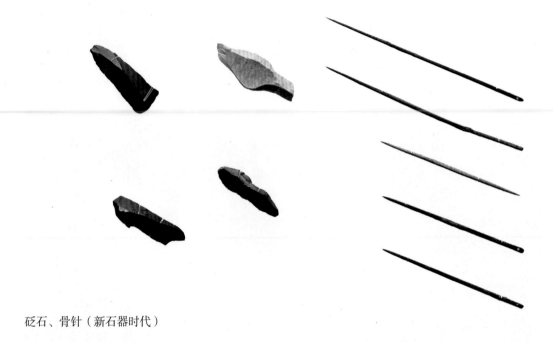

砭石、骨针（新石器时代）

得知北京的某一古董铺里有上述针灸铜人出售，他深知此铜人的价值，便找来丁济民商议。丁济民对医学史亦有极大兴趣，慨然答应出资。于是王吉民让北京李涛买下铜人，后又借王吉民在京友人王顺和来沪之机，嘱其随身携带至沪。但是由于战乱，多出许多意想不到的费用，运费几乎和购置铜人的花费差不多，而这两笔费用都由丁济民一人承担下来。该铜人现已成为上海中医药博物馆的镇馆之宝。

3. 獬豸铜熏

獬豸，为独角兽，是古代神话传说中的"神兽"。此铜熏铜头项可翻开，兽腹为燃香灶，燃烧时香烟自口中飘出，冉冉飘逸，用于清新、消毒空气。

4. 明清中医外科手术器械

这套手术器械是明清时期中医外科手术所用，共78件。

5. 清十二生肖药瓶

清代十二生肖瓷药瓶分别绘有鼠、牛、虎、兔、龙、蛇、马、羊、猴、鸡、狗、猪，是精美实用的中药盛器。

（二）近代医药文物

上海是中国近现代医药的中心，原医史博物馆建馆始就很注重收藏此类文物文献，藏有当时名医的处方笺、期刊杂志等。

丁泽周（1866—1926），字甘仁，江苏武进孟河镇人，为孟河四大医家之一，治疗伤寒时疫及烂喉丹痧得心应手，故声望益隆，有"孟河宿学，歇浦良师"和中医界"祭

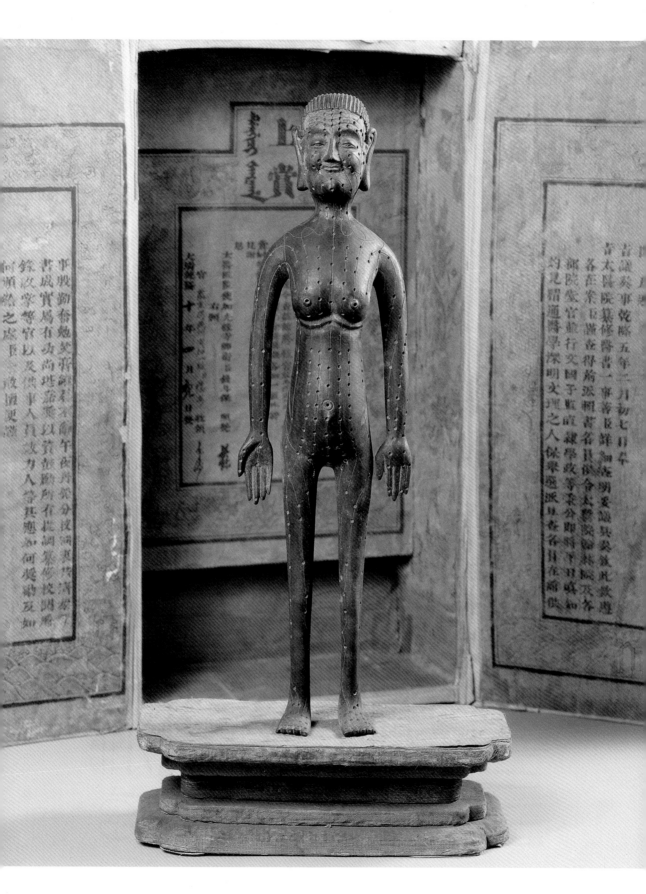

御制针灸铜人 ［清乾隆九年（1774）］

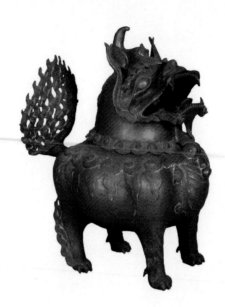

明代獬豸铜熏（长 46cm，宽 34cm，高 58cm）

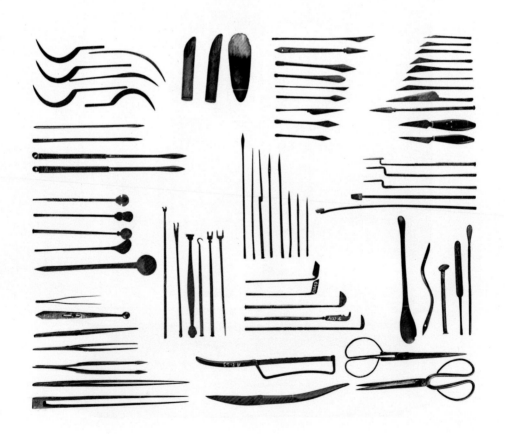

明清中医外科手术器械

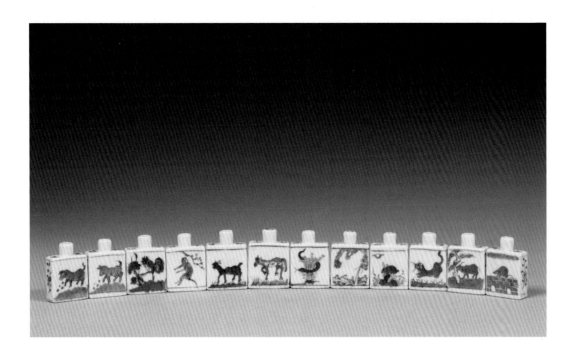

清代十二生肖药瓶

酒"之美誉。1916 年，丁甘仁联合医界同道夏应堂等集资创办上海中医专门学校。

《三三医报》是民国时期影响较大的中医药期刊之一，内容涉及理论交流、临床经验探讨、卫生杂谈、医案、时事评论、行业倡议等，为研究民国时期中医药的发展历史提供了丰富的资料和素材。其中独具特色的"通讯"栏目，是医界同仁和医患提供互动交流的平台。

中医药学是中国古代科学的瑰宝，也是打开中华文明宝库的钥匙。"形而上者谓之道，形而下者谓之器"，中医药器物既是中医药历史发展的实物见证，印证中医药发展的史实和主要成就，又是中医药文化知识的具象体现，蕴含着中华医学文化内涵，可谓是源远流长、历久弥新的中医药文明的物化结晶。因此，《器物里的中医》映射的是中医药传承千年、经久不衰的独特魅力。让我们一起穿越千年时空，博古鉴今，文化自信，感悟中医药的时代价值。

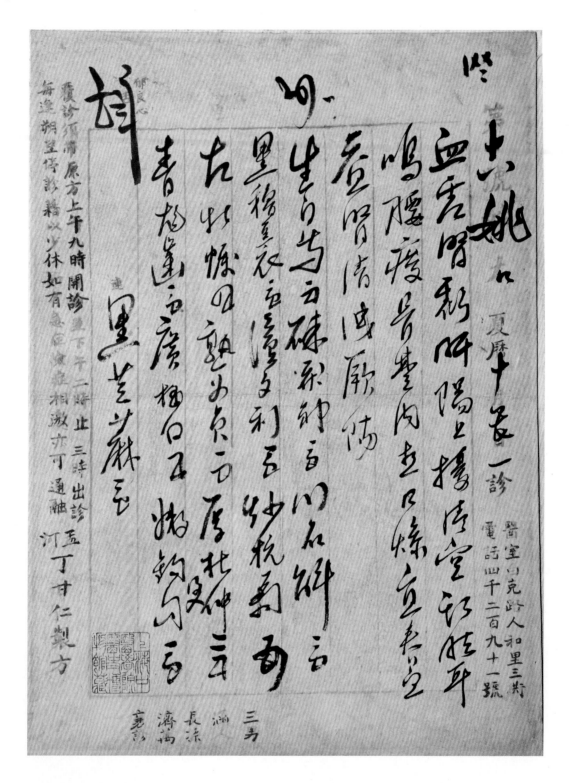

民国时期丁甘仁处方

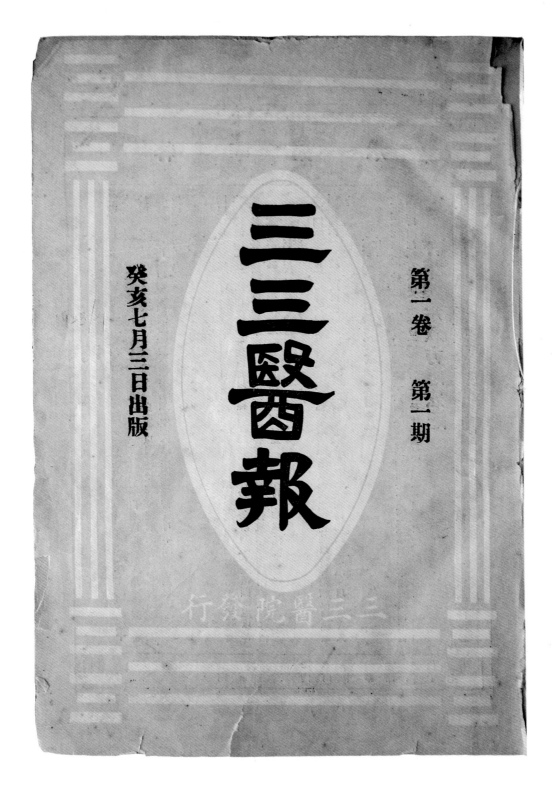

第一卷 第一期

三醫報

癸亥七月三日出版

行發院醫三三

《三三医报》创刊号

第一章

天地有道　医学起源

我们的祖先在漫长的原始社会中，经历了原始群时期、血缘家族公社时期和氏族公社时期。旧石器时代遗址里便发现有穿孔的骨针，新石器时代已出现了制陶技术。中医学也由此起源。

第一节 茹草饮水，火之燎原

300万年前，伴随着日升日落，我们的祖先们就已在中华大地上劳作生息。那时，祖先的生活是怎样的呢？

古代文献是这样描绘的：古代先民不懂得建造房屋时，就靠近土山居住，在那里挖洞，居住的地方潮湿低下；不会做衣服的时候，就穿着兽皮，用草索当带子；不懂烹调食物的时候，就吃植物的枝叶、草木的果实、鸟兽的肉，喝动物的血。虽然食物中毒的情况难以避免，但是人类对草木性味的认识也从此开始。

人类对于战胜黑暗与寒冷的火之认识和利用，则经历了相当长的时期。考古工作者在元谋猿人遗址中发现了炭骨和炭屑；在蓝田猿人遗址中发现了呈粉末状的黑色物质，经化验证实为炭屑；在北京猿人遗址中发现了灰烬层，厚度共有4层，最厚的一层达6米，其中有烧石、烧骨和燃烧过的紫荆木、朴树籽的炭块。这些都是旧石器时代早期人类已经开始利用火的印迹，但当时还没有发明人工取火，只是将自然火引进山洞，将火种一代一代地保存下来。

旧石器时代中期，人们在石器加工冒出的火花中，在制作生产工具的过程中，在钻木、锯木摩擦生热而引起的燃烧中得到启示，于是发明了人工取火的方法，所以有燧人氏"钻燧取火，以化腥臊"的古代传说。火的利用，成为旧石器时代先民划时代的壮举，在人类发展史上有伟大的意义，是人类征服自然界的第一个伟大胜利。恩格斯说："毫无疑问，就世界性的解放作用而言，摩擦生火还是超过了蒸汽机，因为摩擦生火第一次使人支配了一种自然力，从而最终把人同动物界分开。"

火的发明与利用使人类可以与自然和疾病做斗争，其卫生保健意义重大。

首先，火的利用，帮助人们抵御寒冷，减少风寒引起的外感性疾病，减少居住在潮湿黑暗之处引发的风湿类疾病。

其次，火的利用，可以防御野兽的侵袭，增强自卫能力，减少因与猛兽搏斗导致的

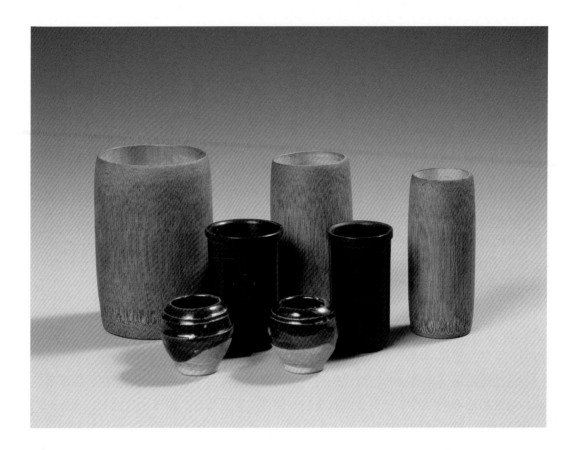

火罐（清至现代）

外伤性疾病。

再次，火的利用，可以炮生为熟。在火没有发明和使用之前，人类过着茹毛饮血的生活，容易伤害肠胃，滋生疾病。火的使用使得人类由生食进入熟食，减少了病原体，并对食物起到了一定程度的解毒杀菌作用，减少了疾病，增进了健康。熟食缩短了人体消化所需要的时间，可以吸收更多的食物营养，提高人体素质，促进人脑的发育。

另外，人们从用火取暖的过程中，逐步发现了用火对身体部位的病痛进行加热以减轻痛苦的方法。灸法、热熨、汤药等治疗方法，就是在这样反复的生产生活当中孕育产生，逐步被使用。

火的利用，使人类的生存面貌焕然一新。

火的利用，为陶器的烧造提供了重要条件。陶器是新石器时代的主要特征之一，是新石器时代先民使用的生活用具。药食同源，在新石器时代，食物与药物、食器与药器也有着不可分割的亲密存在。

马家窑文化以彩陶器为代表，它的器型丰富多姿，图案极富于变化和绚丽多彩，是世界彩陶发展史上无与伦比的奇观。它源远流长地孕育了中国文化艺术的起源与发展，是中华远古先民创造的最灿烂的文化，是彩陶艺术发展的顶峰，是史前的"中国画"，是解读史前新石器时代晚期社会经济、文化、思想的无字天书。上海中医药博物馆馆藏的马家窑文化马厂类型彩陶罐和彩陶碗属于个人卫生文物，为人们的生活卫生提供了前提条件，也促进了医药卫生的进步。

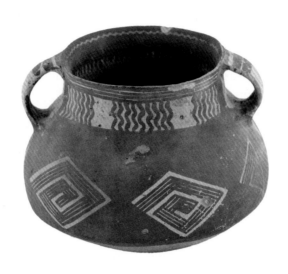

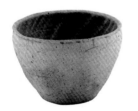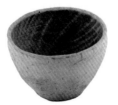

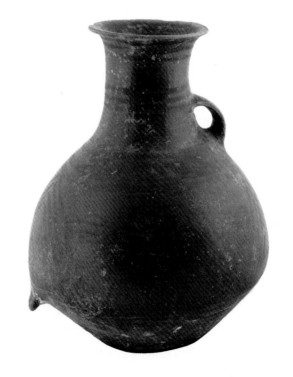

（上）马家窑文化马厂类型红陶衣折线纹鸟形罐（距今约 4000 年）

（左下）马家窑文化边家林类型黑红内彩碗（距今约 4000 年）

（右下）马家窑文化马厂类型回纹双耳罐（距今约 4000 年）

第二节　就地取材，砭石骨针
——原始的医药工具与治法起源

砭石，即能治病的石头。砭石是通用名称，并不是专指某种材质的石头，最早记载见于《黄帝内经》中。运用砭石治病的医术称为砭术，砭术是中医六大医术之一（其余五术是针、灸、药、按摩和导引）。砭石是后世刀针工具的基础和前身。《说文解字》中解释"砭，以石刺病也"，成语"针砭时弊"中的"砭"亦即此意。最早的原始医疗工具就是砭石，即用尖锐锋利的石片切割痈疡或浅刺身体某些部位，以达到治病的效果。

旧石器时代，没有专门的医用工具，当时生产生活与医疗行为融为一体，一物多用。原始先民常会受到创伤，有时创口感染化脓，有时会出现头部或关节疼痛。当剧痛难忍时，他们用锋利尖锐的石制工具刺破脓肿、排出脓血，以达到减轻或消除病痛的效果。伴随着生产技术的提高与生产工具的改进，人类掌握了磨制技术，进入到新石器时代，石制工具的种类和精细度都得到提升。新石器时代的石具以生产工具为主，用于原始医疗的石制工具也应运而生。在内蒙古多伦县和山东日照，考古学家发掘了两个新石器时代遗址，其中都发现了砭石。

砭石可以用于熨法、按摩以及刺泻瘀血。熨法所用的砭石，形状多为球形、扁圆形，使用时有火煨法、水温法以及藏身法。1964年，长沙下麻战国墓发掘出一件扁圆形的石器，其一面光滑如镜，两端有火烧裂痕和琢磨痕，经专家考证此为砭石。出土文物中也有发现过卵圆形的用于按摩的砭石。作为切割痈疡、刺泻瘀血的砭石则形状不一，有刀状、剑状、针状、锥形、镰形等。可以说，后世清创所用的"勾刀""弯刀""弓刀"等中医外科手术器械，是在砭石的基础上发展而来的。

在砭石得到广泛应用之后，人类又发明了骨针，在多处新石器时代遗址中几乎都发现有一定数量的骨针、骨椎等。骨针是用兽骨打磨而成的针形用具，一般顶端有针孔，可见具有生活所用的缝纫功能，同时也有用于医疗上的。

青铜器时代出现了金属针，目前出土器物中最早的青铜针是西周时期的三棱针。史料表明，春秋时期以后，使用砭石治病已经十分流行，战国初期，用针治病则在医疗活动中地位越来越重要。随着冶金技术的发展，先祖又创制金针、银针，丰富了针的种类，扩大了针刺治疗的范围。

灸，《说文解字》释为"灼也"，即用火长时间烧灼之意。先民在使用火的过程中，可能出现偶尔不慎灼伤，结果却使身体另一部分的病痛得到意外减轻或痊愈的情况，多次重复经历之后，人们便主动用烧灼法来治疗一些病痛，从而逐渐形成灸法。

此外，原始人在生产劳动或与野兽搏斗的过程中，遭受外伤，身体出现疼痛或肿胀时，往往会本能地用手按抚受伤的部位。这些动作虽然简单，却可起到散瘀消肿、减轻

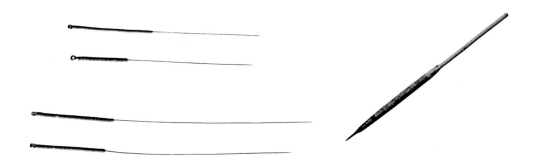

杨永璇金柄金针（1942 年）　　　　　　　　杨永璇修针用锉刀（1921 年）

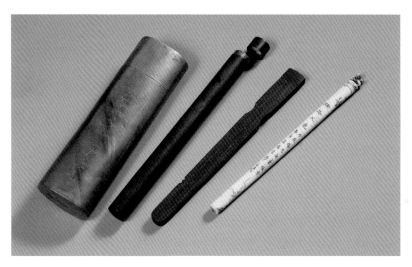

藏针器具（1）（清代）

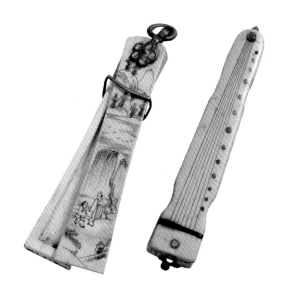

藏针器具（2）（清代）

疼痛的作用。人们在长期反复应用抚摸、按揉手法过程中，通过不断的发展与积累，逐渐形成了原始的按摩法。从商代殷墟出土的甲骨文卜辞发现，早在公元前14世纪，就有"按摩"的文字记载。

除上述治疗方法之外，先民们还发现某些植物具有止血、止痛的作用，于是在伤口流血的情况下，他们用树叶、草茎、泥灰等物涂敷在伤口上，逐渐积累了药物外用的经验。在用火烧石取暖的过程中，他们又渐渐学会了热熨法。随着生产工具的改进，同时原始先民与疾病做斗争经验的逐步积累，他们已初步掌握一些原始医疗工具，如兽角、荆棘、兽骨、甲壳、鱼刺等，用这些在自己或同伴身体上实施去除异物、切割脓肿等外科手术。

第三节　传说中的医药圣贤

一、伏羲

伏羲（生卒年不详），又称作宓羲、庖牺、包牺、伏戏等，亦称牺皇、皇羲、太昊，又称青帝，是五天帝之一，乃中华民族的始祖神之一，本风姓，燧人氏之子，《史记》中称作伏牺。

关于伏羲的身世，颇为传奇。上古时期，华胥国有个叫华胥氏的姑娘，有一天，她到一个叫雷泽的地方游玩，偶然看到一个巨大的脚印，便好奇地踩了一下。华胥氏回到家中，几天之后便发现自己有了身孕，怀孕12年后生下一儿一女，儿子取名为伏羲。伏羲生日为农历三月十八，中原地区目前仍有在这一天祭祀伏羲的风俗。

相传伏羲有神圣之德，团结统一了华夏各个部落，定都在陈地，封禅泰山，故为中华民族的人文始祖。伏羲还是中国古籍中记载的最早的王，是华夏太古三皇之天皇，也是中医药鼻祖之一。我国古代多将圣人神化，相传伏羲是人首蛇身，与女娲兄妹相婚，生儿育女，称王111年以后去世。民间关于他的传说有很多，包括给人们治病疗疾，因而被尊称为"医王"；他教人结绳为网，用来捕鸟打猎；他创造文字，结束了"结绳记事"的历史；他发明了瑟，创作了曲子；他还根据天地万物的变化，发

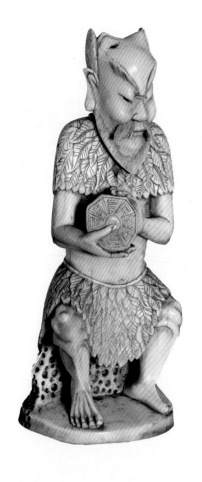

伏羲象牙雕像（清代）

明创造了占卜八卦，这也是他最重要的发明。

有关伏羲创造八卦的经过，《周易·系辞下传》有这样的记载："古者包牺氏之王天下也，仰则观象于天，俯则观法于地，观鸟兽之文与地之宜，近取诸身，远取诸物，于是始作八卦，以通神明之德，以类万物之情。"意思是说，伏羲仰观日月星辰的变化，俯察地面上各种生物的变化规律，了解大自然中鸟兽虫鱼的活动方式，以及留下的印迹后，他受到了巨大的启发，于是仿照自然界的各种现象，创造了八卦。伏羲八卦是由八种卦象组成，即乾、坤、震、巽、坎、离、艮、兑。这八个字则与伏羲所观察的事物相应和，分别象征天、地、雷、风、水、火、山、泽。八卦是表示事物自身变化的阴阳系统，可以揭示很多自然宇宙现象。其用"—"代表阳，用"--"代表阴，用三个这样的符号，按照大自然的阴阳变化平行组合，组成八种不同形式，故而叫作八卦。

八卦是古代汉民族的基本哲学概念，事实上八卦是最早的文字，代表文字表述符号。后世所说的六十四卦，则相传是由周文王在伏羲八卦基础上增补的，《周易正义》有云，"伏羲制卦，文王作卦辞，周公爻辞，孔子十翼"，之后逐渐形成了影响深远的易经学说。伏羲制卦有创始之功，他用阴爻、阳爻简单的符号表达世间万物的玄理，八卦所代表的易学文化，至今仍渗透在东亚文化的各个领域。

二、神农

神农，传说人物，即炎帝（中国上古时期姜姓部落的首领尊称），姓姜，名魁，号神农氏，又号连山氏、列山氏、魁隗氏，别号朱襄，现一般称"神农"，所处时代为新石器时代。

神农之所以称为"炎帝"，是因为传说姜姓部落的首领懂得用火之术而得到王位。从神农起，姜姓部落共有九代炎帝：神农生帝魁、魁生帝承、承生帝明、明生帝直、直生帝釐、釐生帝哀、哀生帝克、克生帝榆罔，传位530年。炎帝被道教尊为"神农大帝"，也称"五谷神农大帝"。

相传炎帝是牛首人身，头上长着两角。后世赋予炎帝神农氏很多功绩，他对中国古代的诸多方面都有着创造性的贡献，包括为了帮助人们治疗疾病而亲尝百草，以期找到治病救人的草药；他领导部落人民制造饮食用的陶器和炊具；他是农业生产的创始人，制耒耜，种五谷，奠定了农工基础，这也正是神农氏被称为"神农"的原因所在；他还是中国教育的始祖，教民使用工具，教民播种五谷，教

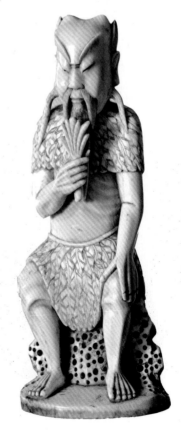

神农象牙雕像（清代）

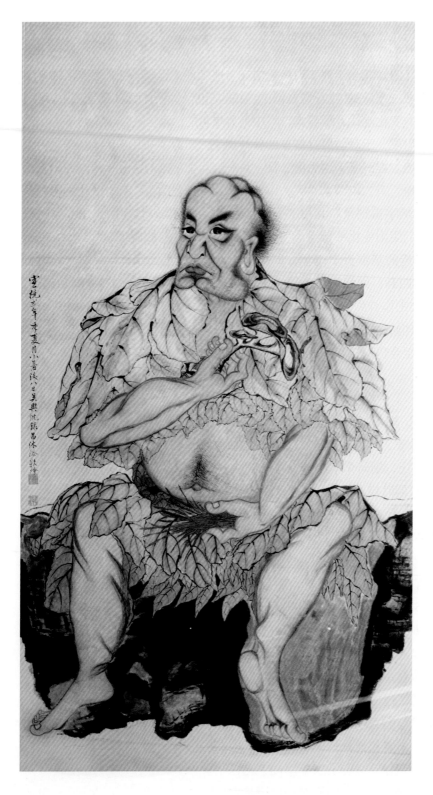

神农画像［清宣统二年（1910）］

民医药，教民制陶、绘画，教民弓箭、猎兽、健身，教民制琴，教民音乐、舞蹈，还教民智德。

在神农氏的诸多事迹当中，最为人们称道和熟悉的莫过于"神农尝百草"的传说，诸多古籍中都有关于这个故事的记载。据《淮南子》中描述，神农氏"尝百草之滋味、水泉之甘苦，令民知所避就。当此之时，一日而遇七十毒"。《路史·外纪》亦云，炎帝神农氏"磨蜃鞭茇，察色腥，尝草木而正名之。审其平毒，旌其燥寒，察其畏恶，辨其臣使，厘而三之，以养其性命而治病。一日之间而七十毒，极含气也"。《韩非子·五蠹》中提道："民食果蓏蚌蛤，腥臊恶臭，而伤害腹胃，民多疾病。"上述文字记载均描述了神农氏及先民们在食物采集活动中逐渐发现，由于误食某些动植物，会发生呕吐、腹痛、昏迷甚至死亡，而进食另外某些动植物后，则能消除或者减轻身体的一些病痛，甚至解除误食某些植物而引起的中毒现象。

神农氏亲身实践和探索，发现治病的草药，辨识药物的性味与功能，为中医学和中药学的发展奠定了基础，开创了中华民族的中医药文化。我国现存最早的药物学专著《神农本草经》，乃后人为了纪念他，以"神农"为托名而整理成书。至今，神农氏仍被人们尊为"医药之圣"。

三、黄帝

黄帝，五帝之首，被尊为中华"人文初祖"，传说其生存年代为公元前2717—公元前2599年。据说他是少典与附宝的儿子，本姓公孙，后改姓姬，因居轩辕之丘，故号轩辕氏，又称姬轩辕。因其部落建都于有熊，亦称"有熊氏"，也有人称他为"帝鸿氏"。黄帝是古华夏部落联盟首领，位列五帝之首，是公认的中国远古时期华夏民族的祖先。

《水经注·渭水》记载："渭水又东南合迤谷水……又西北轩辕谷水注之，水出南山轩辕溪。南安姚瞻以为黄帝生于天水，在上邽城东七十里轩辕谷。"这里所说的轩辕谷，在民间俗称为"三皇沟"，相传为黄帝的诞生地。

史籍记载，黄帝的父亲少典是有熊国国君。《黄帝内经》记载："昔在黄帝，生而神灵，弱而能言，幼而徇齐，长而敦敏，成而登天。"黄帝成为氏族首领之后，有熊氏的势力迅速扩张，并形成一个独立的部落。黄帝部落继承神农以来的农业生产经验，使得原始农业进入高度繁荣的发展阶段。

黄帝以统一华夏部落，并征服东夷、九黎族统一中华之伟绩而载入史册。《史记·五帝本纪》载："轩辕之时，神农氏世衰，诸侯相侵伐，暴虐百姓，而神农氏弗能征。于是轩辕乃习用干戈，以征不享，诸侯咸来宾从。而蚩尤最为暴，莫能伐。炎帝欲侵陵诸侯，诸侯咸归轩辕。轩辕乃修德振兵，治五气，蓺五种，抚万民，度四方，教熊罴貔貅䝙虎，以与炎帝战于阪泉之野。三战，然后得其志。蚩尤作乱，不用帝命。于是黄帝乃征师诸侯，与蚩尤战于涿鹿之野，遂禽杀蚩尤。而诸侯咸尊轩辕为天子，代神农氏，是为黄帝。"大意是说，黄帝统率炎帝、黄帝二部落大战蚩尤，结果蚩尤被杀。涿鹿之战后，炎、黄二部落发生战争，以黄帝大败炎帝告终。从此，中原各诸侯部落都尊黄帝为共主，炎、黄二部落在黄帝的领导下融合为华夏民族。

相传黄帝奠定天下后，逐步形成相对完善的职官管理体系。从《尚书》等史料中记载的"刑、法、善、道"等词，可以看到这一时期社会管理与职官制度的雏形。对于黄帝设官分职，《史记·五帝本纪》云："官名皆以云命，为云师。"东汉应劭曰："黄帝受命，有云瑞，故以云纪事也。春官为青云，夏官为缙云，秋官为白云，冬官为黑云，中官为黄云。"此外还设置了左右大监，负责监督天下各部落。不过，这一时期的职官制度并不是完整意义上的阶级国家职官制度，作为农耕时代，其社会管理与自然界运行规律关系密切。上述"五行之官"的设立，体现了受五行思想的影响，黄帝时代官职的设立是以自然的四季变化和地位区域为基础而命名的。

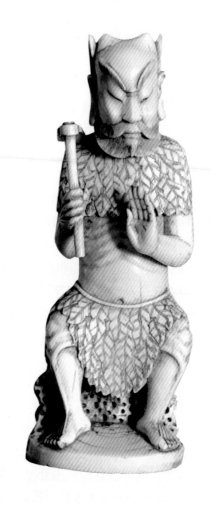

黄帝象牙雕像（清代）

黄帝是传说中的远古帝王，是否真有其人，目前尚不可考。但是，他作为一种权力、文化标识，由来已久。战国时期，百家言及黄帝时，许多人对他的传说进行编联增纂，终于造就出一位万能的大帝形象。汉初，黄帝基本上已具有帝王兼仙人的形象与内涵。

现存最早的中医理论典籍《黄帝内经》，即托"黄帝"之名创作，但实非黄帝一人所著，而是古人长期与疾病做斗争的经验总结。《黄帝内经》成书非一时，作者亦非一人，一般认为成书于春秋战国时期，近年也有学者考证认为成书于两汉之间。该书是我国现存医学文献中最早的一部经典典籍，它的成书是对中国上古医学的第一次总结，是中医学理论集大成之作，标志着中国医学由经验医学上升为理论医学的新阶段。《黄帝内经》包括《素问》和《灵枢》两部分，比较全面地阐述了中医学理论的系统结构，反映出中医学的理论原则和学术思想，构建了中医学理论体系的框架，为中医学的发展奠定了基础。中医学发展史上出现的许多著名医家和众多医学流派，从其学术思想的继承性来说，很多都是在《黄帝内经》理论体系的基础上发展起来的。

第四节　甲骨文里的医史档案

甲骨文是商王室用来占卜的档案记载，是刻在龟甲或兽骨上的文字，占卜时可根据裂纹方向预测判断吉凶。其发现者是晚清国子监祭酒王懿荣。一次偶然的患病时机，他在中药"龙骨"上无意中发现了从未见过的刻画符号。精通金石的他，出于职业敏感去中药店买下了全部龙骨加以研究，于是发现了中国最早的象形文字。

目前已收集到的甲骨有 10 万多块，内容方面，上及天文，下至地理，中涉人事。甲骨文共有 4500 字，目前能认者不过 1000 字。《甲骨文史话》说："不论哪一个时期的甲骨文都很美观，其字大者径逾半寸，小者细如芝麻，或峭拔苍劲，或秀丽多姿，其艺术造诣，甚至为后世篆刻家所推及。"可以说，每一片甲骨，既是珍贵的历史资料，也是无与伦比的精妙艺术品。

在甲骨文中，有关于人体概念、人体生理功能、各科疾病、治疗方法、卫生习惯等多方面的记录。据统计，甲骨文中记载了 25 个人体解剖部位名称，包括天、首、面、鼻、耳、目、口、齿、舌、颈、项、腹、手、臀、膝、腿、足等，也有人体内部构造骨、血、心的概念以及外部组织如发、须、髯等。在生理功能方面，甲骨文已记载"见""泪"等目的生理功能，"听""声"等耳的生理功能，"臭""腥"等鼻的生理功能以及"若""斗""笔""画"等手的生理功能，"步""桎"等足的生理功能，也有对人精神活动的记述如梦、寤等。

甲骨文中有各科疾病记载共 40 种，包括了内、外、妇、儿、五官、皮肤各科疾病，对于某些传染病的病因及发病规律也有了一定的认识，而对于多数疾病的病因则认为与鬼神作祟有关。

"齿"，甲骨文写作𘝫。

"龋"，甲骨文写作𘝩，在一口牙齿之中长了虫子，即龋齿病。

"蛊"，甲骨文写作𘝰，两条 S 形状的代表虫子，虫子在器皿之中，器皿形似于人体的腹部，《说文解字》"蛊，腹中虫也"，古人认为齿病、腹中病都是因为有蛊虫作怪。

"疾""病"甲骨文写作𘝴𘝵。

"酒"，甲骨文写作𘝶。其右侧是象形酒坛子，左侧表示液体，十分形象生动，与现代汉字"酒"很相似。甲骨文中还有"鬯其酒"的记载，是一种特制的香酒，多到成百地用来祭祀。

甲骨文中记载的妇产科卜辞数量很大。据统计，医学类卜辞共计 1117 片，有关生育的有 857 片，这与古人对于生殖的崇拜和繁衍的重视分不开。卜辞记载了商代王妃的受孕情况。1976 年，河南安阳商代妇好墓的挖掘，证实了妇好为武丁的王后，也是一位女将领，曾经多次带兵出征，参与过 3 万人的大战，并有自己的封地，因而妇好的卜辞最多且最详细。对于妇女正常产程、妊娠病、产后病等，甲骨文中也都有记载。

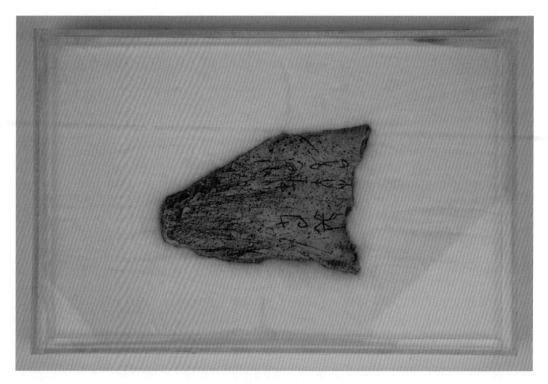

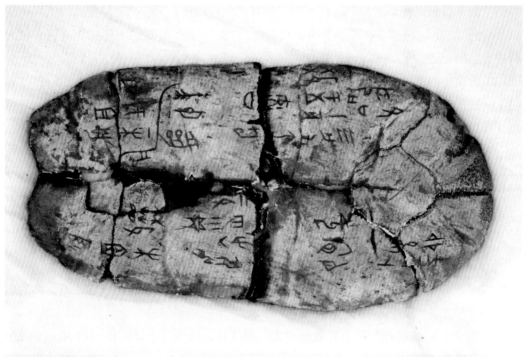

（上）商代甲骨片

（下）仿甲骨片

殷商时期，巫术活动盛行，故以祈求驱邪为第一要务。就为数不算多的几条甲骨卜辞来看，殷王室里当时也能熟练地使用砭刺、灸治、按摩、酒疗等各种治法。此外，甲骨文中亦有用枣子治病的记载。

甲骨文中也有关于卫生习惯的记载，如"盥""沐""洗"等记录，也有了扫地、洗手、洗面、洗脚等卫生习惯。

第二章

体系初备 圭臬后世

生产力的发展，社会经济、科学文化的不断进步，为中医药学理论体系的形成奠定了基础。长期经验的积累，中医药学从萌芽状态逐步发展到形成体系。地下文物的不断发掘出土，为中医药学补充了大量丰富的史实。酒器、汉墓出土的医学文物以及《黄帝内经》《难经》《神农本草经》《伤寒杂病论》四部经典著作的问世，使得中医药学的发展轨迹处处有"物"可循。

第一节　曲水流觞——酒为百药之长

酒被称为"百药之长"，古汉字"醫"中"酉"通"酒"，医与酒早已结下不解之缘。酒是最早的溶剂、兴奋剂、麻醉剂、消毒剂。华佗发明的麻醉药"麻沸散"在服用时，需要酒服。适量的饮酒可以通血脉、散寒湿，《伤寒论》中有瓜蒌薤白白酒汤的方剂。

寻根探源，中国人喝酒的历史"其修远矣"。有人推测，洪荒时代，野果子落地而无人拾取，自然发酵后地球上就有了酒。杜康造酒说认为，杜康"有饭不尽，委之空桑，郁结成味，久蓄气芳，本出于此，不由奇方"，是说杜康把没有吃光的饭放在桑园的树洞里，发酵后溢出了芳香的气味，于是发明了造酒术。中国考古已经发掘出大量与酒有关的实物资料，目前所知，最早的文字资料记载是商代的甲骨文。

殷商时期酿酒业很发达，祭祀大量用酒，宫廷也要大量饮酒，卜辞中有大量用酒祭祀的记载，甲骨文中有"鬯其酒"的记载，"鬯"是一种芳香的郁草，鬯其酒是一种特制的香酒，常常用来祭祀，多到成百地使用，卜辞里有"百鬯又十鬯""鬯百，牛百，用""百鬯百羌"等记录。商是一个酒业发达的朝代，商王朝可谓嗜酒如命，史书中有纣王"酒池肉林""作长夜之饮"的记载，也有记载武丁的大臣因饮酒过量而病，不能跟王公办事。

> 葡萄美酒夜光杯，欲饮琵琶马上催。
> 醉卧沙场君莫笑，古来征战几人回。

王翰的《凉州词》为我们描绘了当年壮士们手端盛有红色葡萄美酒的夜光杯，伴着

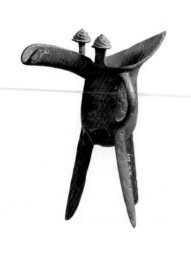

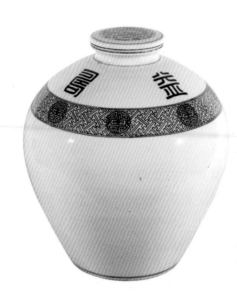

"父乙"铜爵（商代）　　　　　　　　　　　"延年益寿"青花瓷酒坛（清光绪年间）

琵琶悠长古朴的哀乐，笑傲疆场的豪放和悲壮。推杯换盏、畴斛交错，美酒必配美器，让我们走进中国古代器物中精彩的酒器世界。

　　我国原始社会时期的文化遗址中发现了不少陶器，如大汶口文化的陶杯、陶鬶、彩陶背壶、圜底大口尊，仰韶文化的船形彩陶壶、水鸟啄鱼纹蒜头壶、鱼鸟纹葫芦瓶、波浪纹彩陶钵，良渚文化的禽鸟纹黑陶壶、蟠璃禽鸟纹双鼻壶、漏斗形流滤酒器，龙山文化的陶鬶、陶觚、陶壶、陶罍、蛋壳陶高柄杯等，这些器物皆为酒具。《淮南子》记载"清酉央之美，始于耒耜"，说明酿酒与农业有着较为密切的关系，农业为酒的酿造提供了不可缺少的物质前提，而酿酒的起源不会晚于 6000 年前的新石器时代中晚期。

　　考古还出土了许多商代精美的酒器，如爵、角、尊、勺。1977 年，在河北平山县中山王墓中出土的两个铜壶中盛有酒，出土时，分别呈墨绿色和淡橙翡翠色。当时经北京发酵研究所鉴定，其中含有酒精，历经了 2000 多年，酒精含量只剩 0.05%，并鉴定出不是蒸馏酒。1994 年，中国社会科学院考古研究所的专家们在发掘山东滕州前掌大商代墓葬时出土了一件青铜卣，其出土时密封严实，荡之有声，倾倒出来的液体晶莹剔透，纯净无杂质，经科学化验证明是酒。

　　不止在医疗领域，可以说酒文化已经渗透到古代社会生活的方方面面和阶层，文化、宗教、军事、经济、政治等，无不与酒相关。中国古代文化史处处都飘散着酒香。

　　上海博物馆珍藏的一件宋代的瓷酒瓶，风格古朴，造型俊秀挺拔，酒瓶肩部墨书"醉乡酒海"四字，字体豪放遒劲，意境回味无穷。上海中医药博物馆珍藏的明代温酒器，铜制，狮子造型，其短短弯弯的突起眉毛丝毫没有狮子的威严，却多了几分灵动的可爱，可谓"萌"版温酒器。酒器耳杯，形如人体的耳朵，又可以漂浮在水上，为我们无声复原了古人一边饮酒小酌一边吟诗作赋、曲水流觞的中国古代酒文化中的诗情画意。

第二节　最早的专职医生

自社会产生分工开始，便有职业医生。不过最早的医生还有另一个身份——"巫师"。在殷商时期，人们笃信巫术，甲骨文中有不少因为疾病而向死去的祖先卜问凶吉的记载。当时的巫师掌握医学、音乐、天文等知识，以维持其权威。而后随着社会的发展以及医学知识的积累，医学逐渐摆脱了巫术影响，从中脱离出来，成为一门独立的学科。此时涌现出一批医家，他们摒弃鬼神致病理论，应用朴素、唯物的观点解释疾病的发生发展并指导治疗。

春秋时期的秦医医缓、医和即是其中杰出的代表。医缓是春秋时期秦国人，他因凭借高超医术为晋景公诊病而得以名留青史。公元前581年，晋景公做了一个噩梦，梦到厉鬼索命。当时巫术依旧盛行，景公请桑田巫来预判凶吉。桑田巫不但把梦境描述出来，还说景公不能吃到今年新上的麦子。后来景公果真生病，于是向秦国求良医，秦国便派遣医缓前去诊治。在医缓还没有到达的时候，景公又做了一个奇怪的梦，梦见有两个童子，一个说："医缓是医术高超的医生，我担心他会伤害到我们，我们该逃到哪里去呢？"另外一个说："我们躲到肓之上、膏之下，医生又能拿我们怎么样呢？"等到医缓前来诊病的时候发现疾病已经无法治疗，他说："疾病无法治疗了，病邪在肓的上面，在膏的下面，无论艾灸、针刺还是汤药都不能治疗。"景公称赞医缓是一位良医，并且厚礼送他回秦国。后来景公果真在周历六月去世，死前也没有吃上新麦。后世遂以病入膏肓比喻病情危重。可见当时巫师和医生已经分业，当时医生能掌握艾灸、针刺、汤药等治疗手段，与巫师通过祷告祭祀治疗疾病有着本质的区别。医和在为晋平公诊病时不但明确否定鬼神致病，还提出六淫致病学说，即"阴淫寒疾，阳淫热疾，风淫末疾，雨淫腹疾，晦淫惑疾，明淫心疾"。六淫是自然界中客观存在，能确切感受到的，这点和虚假的鬼神是不一样的。六淫致病学说进一步动摇了巫术的地位。

扁鹊，又名秦越人，是《史记》中已有正式传记记载的医生。长桑君和扁鹊是民间医生的杰出代表。长桑君是扁鹊的老师，当时医术传承多秘密进行，长桑君与扁鹊认识十余年之后才把禁方传给扁鹊。扁鹊学成后遂四处行医救人，其中最为著名的就是在虢国救治虢太子以及扁鹊见蔡桓侯的故事。扁鹊经过虢国的时候见到宫城内举行祈祷，便问喜好医术的中庶子说："太子患什么病，京城中举行祈祷祭祀超过了其他一切事情？"中庶子回答说："太子患了血气不按时运行的病，气血错乱不能够疏泄，突然发作在体表，就造成了体内的病害。体内正气不能遏制邪气，邪气聚积而不能泄除，因此阳气衰

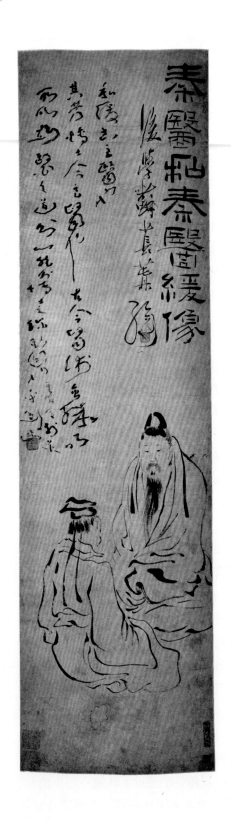

苏长春绘医和、医缓像（清代）

微而阴邪盛实，所以突然昏厥而死。"扁鹊问："他死多长时间了？"中庶子回答："从鸡鸣时辰到现在。"扁鹊又问："殓葬了吗？"中庶子回答说："没有，他死去还不到半天呢。"扁鹊说："请您去向国君禀报，说我是齐国勃海的秦越人，迁居在郑国，不曾仰望过国君的尊容神采，也不曾在他面前侍奉拜见。听说太子不幸地死去，我能使他复活。"中庶子说："先生您该不会是哄骗我吧！凭什么说太子能复活呢？我听说上古时期，医生中有个叫俞跗的名医，治病时不用汤药、酒剂、针石、导引、按摩、药物热敷等方法，只要一诊察就能知道病位，依循五脏的腧穴，于是割开皮肤，剖开肌肉，疏通脉络，束扎筋腱，按治髓脑，触动膏肓，疏理膈膜，清洗肠胃，疏通五脏，修炼精气，矫正形体。"良久，扁鹊仰天叹道："先生运用医术，犹如用竹管子看天空，从缝隙里看纹饰；我运用医术，用不着切脉、望色、听声和审察患者的体征，就能讲出病证的所在。只要知道了疾病的外在症状，就能推知其内在病机；只要知道了疾病的内在病机，就能推知其外在症状。疾病表现在人的体表，患者只要不在千里之外，我决断病情的方法一定很多，而且不会出错。您要是认为我的话不可相信，就试一试，入宫去诊察太子，一定会听见他耳中在响，看到他的鼻翼在煽动。顺着他的两条大腿往上摸，直到阴部，会仍然是温的。"

中庶子听了扁鹊的话，吃惊得两眼昏花，不能眨动，舌头翘起，不能放下，这才把扁鹊的话带进宫中报告了虢君。虢君听了之后大吃一惊，出宫来到阙门下边迎见扁鹊，说："私下听到先生高尚义行的日子已经很久了，但是从来没能到先生面前拜访过先生。先生来到我们这个小国，使我幸运地得到了援救，我们这个偏僻小国的太子真是幸运得很！有先生他就会复活，没有先生他就会被扔掉去填山沟，永远死去而不能回生了。"话没有说完，虢君就抽泣不已，悲伤得气满于胸，不能平静，精神恍惚，泪水长流，泪珠不住滚出，挂在睫毛上，悲伤不能自行控制，连容貌都改变了。扁鹊说："太子的病，就是人们所说的'尸厥'。太子并没有死。"扁鹊让弟子子阳磨好针具，用以针刺外三阳五会之穴。过了一会儿，太子就苏醒了过来。扁鹊又让另一弟子子豹运用能温入人体五分深浅的热敷之法，将八减的药剂混在一起煎熬，煎成后用来交替着热敷两胁下边，太子就坐了起来。扁鹊又调节了他的阴阳，只服了二十天汤药太子就恢复了健康，由此天下都认为扁鹊是能使死人复活的人。扁鹊说："我并不是能使死人复活的人。这是由于他原本就会复活，我能使他恢复罢了。"

扁鹊入朝拜见了蔡桓侯之后，对他说道："您有病，在皮肉之间，不治疗将会加重。"桓侯说："寡人没病。"扁鹊出去后，桓侯对左右的人说："医生喜欢钱财，竟想通过治疗没病的人来谋取功利。"五天后，扁鹊又去拜见桓侯，说："您有病，在血脉之中，不治疗恐怕要加重。"桓侯说："寡人没病。"扁鹊出去后，桓侯很不高兴。五天后，扁鹊又去拜见桓侯，说："您有病，在肠胃之中，不治疗将会加重。"桓侯不予答理。扁鹊出去后，桓侯更不高兴了。五天后，扁鹊又去拜见桓侯，望见了桓侯就退出去跑了。桓侯派人去询问其中的缘故，扁鹊说："疾病处在皮肉之间的时候，汤药、热敷就能治愈；处在血脉之中的时候，针刺能够治愈；如果处在肠胃之中，酒剂才能够治愈；如果进入骨髓，即使是掌管生命的神也不能把它怎么样了。如今病已进入骨髓，我因此不敢请求治疗了。"五天后，桓侯身体病重，派人去叫扁鹊，扁鹊已经躲走了，桓侯最终死去了。

扁鹊精通针灸、汤药等多种治疗手段，擅长内、外、妇、儿各科，他根据不同地方的风俗而行医。他在邯郸做妇科医生，因为那里的人爱妇女；因为周人爱老人，所以他在周国就治疗老年人容易患的耳目及疼痛疾病；而在秦国则为儿科医生。

第三节　早期医事管理

商代，医学与巫术没有完全分离，巫师具有很高的社会地位，有些巫师甚至能够参与国家政务，《尚书·君奭》有"巫咸乂王家"的记载，此时医学也为巫师所垄断。汉代许慎《说文解字·酉部》记载："医者，治病之工也……古者巫彭初作医。"这一时期巫师不但使用祭祀占卜之法祛除疾病，亦会使用草药为人治病。《吕氏春秋》中有"巫彭作医，巫咸作筮"，在《山海经》中也有巫师持药的内容，甚至有后人夸张地认为这些巫师都是医术高超的神医。据甲骨卜辞中的记载，商时特设立"小疒臣"一职，"小疒臣"的职责就是管理王室的医事政令，记录王室贵族疾病等内容。巫师还需要将王室疾病、生育内容刻在甲骨之上，以卜求凶吉，祛除病邪。当时人们已经积累了一定的医学知识，涉及耳鼻喉科、妇产科、骨科、口腔科、外科等疾病；对药物也有一定的认识，如武丁时已经有"若药不瞑眩，厥疾弗瘳"，甲骨文中也有"不玄冥"的内容，可以侧面反映当时人们已经掌握一些药物的使用方法，并且了解其毒副作用。

周代医事管理制度在商的基础上发展，得到进一步完善。西周时期，医事管理制度内容更为丰富。当时医生分为食医、疾医、疡医、兽医，并分为不同的等级。医师兼有行政和医疗的双重职责，他们负责掌管政令，同时医治病患。医师分为上士二人，下士四人，府二人，史二人，徒二十人。每年都要对医师进行考核，具体标准是"十全为上，十失一次之，十失二次之，十失三次之，十失四为下"，治愈率越高，得到的奖励也就越高。食医为中士，由两人担任。食医需要负责王室的饮食，并且根据不同的季节献上不同的食物，以顺应自然气机升降。疾医则负责诊治百姓疾病。如果有人死亡，疾医需要向医师报告并阐明其死亡原因，以便于政府及时了解民间所发生的疾病，也可防止凶杀。疡医是负责诊治外科疾病的医生，疡有肿疡、溃疡、金疡、折疡之分，涉及皮肤、骨伤等科。兽医负责诊治家畜的疾病，不论内外科。政府会依据兽医治好治死的比例对其进行提拔或者贬黜。当时政府还会对患有疾病的人进行照顾。如《管子·入国》记载，政府会依据患者的年龄及疾病轻重而给以相应频率的诊治，因病不能生存的人则由国家供养，"养疾病，聋、盲、喑、哑、跛躄、偏枯、握递不耐自生者，上收而养之疾官，而衣食之，殊身而后止，此之谓养疾。"周时人们已经知道某些疾病具有传染性，会采取一些隔离手段。据传当孔子的弟子患有"疠病"时，孔子不能进入他居住的房间，只能站在窗户下无奈感慨："斯人也而有斯疾也，斯人也而有斯疾也。"

第四节　治大国与烹小鲜——陶器与汤剂的发明

原始人类早期应用自然界中如贝壳、宽大的树叶等作为容器，这些器物能够满足早期人类的取水存水等需求，但是耐热性差，无法持久地添加热水。后来人们发现点火的地方泥土会变硬，即使被雨水冲刷也不易改变形状。于是智慧的先民受到启迪，尝试用泥土做成中空的器物，并且在火中进行烧制。由于早期没有密闭保温的窑口，因此只能造出陶器，但这对先民来说已经足够好了。

拥有了陶器，先民们获得开水的成本就大大降低了。早期人们虽然能从自然界中获取温泉，但是温泉的分布毕竟有限，而用其余器物煮水显然是不划算的，因为大部分器物比开水要昂贵得多。饮用开水，能使身体温暖，对于常常淋雨和直面寒冬的早期先民无疑是雪中送炭。另外高温煮沸后，寄生虫卵和病原微生物多被杀灭，所以饮用开水能够减少感染性疾病的发生。使用温水淋浴，对人们的健康卫生也是很有帮助的，人们不再像过去那样只能在忍受冷水和肮脏的身体中做出选择。因为洗澡而发生疾病的概率下降，因皮肤不洁而产生的疾病也减少，而这些今天人们感觉的"小病小痛"，往往可能

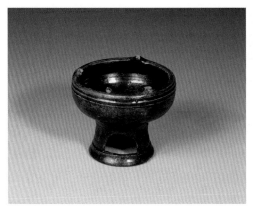
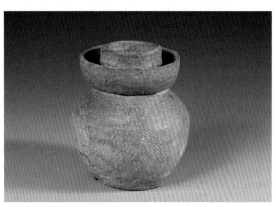

陶风炉（汉代）　　　　　　　　　　　　　　"丸"字陶药壶（汉代）

要了古人的性命。

陶器也促进了饮食的进步。一方面人们的烹饪方式增加，从单纯的生吃火烤，到蒸、煮、炖、焯等多种加工方式。人类的食谱大大增加，这点在粮食短缺的时代显得尤其重要。另一方面一些食物在新的烹饪方式诞生前并不适合食用，某些带着有毒物质，或者口感不佳，或者酸苦难耐，而经过蒸、煮、焯等方法后能够消除或减少毒性，改变口感味道。某些食物也不适合用烧烤的方式加工成熟食，比如水稻、粟米等粮食生食则伤肠胃，而烤食远不如用陶器蒸煮方便。

人们在吃饱之后又想在口感口味上改进，发现不同味道的搭配会产生神奇的变化，厨房的发现逐步启发汤药的发明。中医有"酸甘化阴""辛甘化阳""酸苦涌泄""咸寒生津"的理论。汤王的宰相伊尹本是一名厨师，他曾说"治大国若烹小鲜"，而传说中他正是汤药的发明者，《汤液经法》是他的著作。可见古人也认为汤药与厨房陶器关系密切，因而又有"药食同源"之说。实际上，在文明诞生之初人们已经逐步掌握了一定的医药知识。而陶器的出现促进了早期医学的发展，相较于鲜药取汁，人们不再受制于四季草木枯荣，因为使用陶器煎煮"枯草树根"也能获取有效成分。在浙江杭州湘湖的跨湖桥遗址中出土了8000多年前的陶器，里面还装有煎煮过的药材。而一些剧毒的药材，如附子、乌头之类，经过久煎之后毒性降低，人们才驾驭了它们，变害为利。而一些药材经过蒸煮之后的药性增强，中药的炮制也随之而诞生。

第五节　下水管道与中国古代公共卫生

读者可能亲眼见过古罗马强大的地下排水系统，并为之震撼。其实中国古人很早也已经意识到水对人们健康的影响，并发明了各类排污水管道。

　　早在夏代，人们对环境卫生就已经非常重视。《吕氏春秋》记载"水郁则污"，因而人们会采取措施排除居住地的污水。在夏都二里头遗址中具有完善的排水系统，在 3 号基址中院主殿，为了防止积水，重点设计了渗水井。在整个建筑的北院、南院都有排水管道贯通，直接通向基址外的公共排水管道。当时人们已经意识到潮湿的环境容易滋生疾病，保持居所的干燥就成为人们的共识。此后宫殿都有排水系统，到周代时，宫殿里已有大型排水设施。据《周礼·考工记》记载"窦，其崇三尺"。春秋战国时期，各国国都内也拥有排水设施。在河北易县燕下都出土的战国时期陶窦，管道为圆形，为了防止污水泄漏，两端还设有牙槽。上海中医药博物馆珍藏有两节下水管道，一节为秦代的，一节为汉代的，出土于陕西西安。秦代下水管道为陶质，五边形，设计者巧妙地利用力学知识，使得管道能多承受 2/3 的压力。汉代的下水管道则为圆柱形。汉代时下水管与下水道结合，宫廷里则用石头刻成，称为石渠。之后又改成砖砌，为砖渠，一直沿用至明清故宫。宋代，城市建设得到发展，城市下水道也宽大，据传甚至有人居住在里面。陆游说"京师沟渠极深广，亡命多匿身其中"。明清时宫殿里曾一度出现过铜制下水管道，颇为豪奢。

　　在宫城国都之外，其他地区也有完善的排水系统，例如至今仍为人所津津乐道的赣州福寿沟。赣州古城中间为高地，周边为洼地，当时建造者利用地势，巧妙地设计出福沟和寿沟两个排水系统。福沟主要负责城东南方的排水，主沟从南门始，将水排入贡江，全长约 11.6km；寿沟负责城北面的排水，将水排入章江，全长约 1km。此外设计者还利用杠杆原理和水压原理，设计出水窗，能够避免洪水倒灌入城。并且城中许多池塘与福寿沟相连，可以起到蓄水作用，既能收集雨水，又能够方便百姓用水。此外，湖北荆州、安徽寿县等地都有古代排水系统，至今仍然护卫着一方人民。

　　排除污水能够避免污水污染水源。南宋乾道二年（1166），隆兴府发生大疫，供水的豫章沟污染严重，淤泥堆积，臭不能近。知府吴芾怀疑疫病与此相关，因此带领百姓疏理河道，清除淤泥，同时将百姓移居到距离河流较远的高地上，又派医生治疗疾病，遂救助了许多人的性命。由于古代人口较为集中的地方多依赖水井保障生活供水，因此古人尤其注重清洁水井。隋代也因为长安古城井水不堪饮用，而在附近营造新城。庾季才对隋文帝说"汉营此城，经今将八百岁，水皆咸卤，不甚宜人"，后遂营造大兴城。井水久用，容易淤积泥垢，滋生病菌。《管子·禁藏》中就有疏浚井水的记载："当春三月，萩室熯造，钻燧易火，杼井易水，所以去兹毒也。"春季要挖除井中的积垢淤泥，换以新水（即"杼井易水"），并疏通沟渠，排除积水。

　　然而古人受限于经济水平及科技条件，并非所有人都能享受到优质的环境卫生，直到中华人民共和国成立后，党和政府积极开展爱国卫生运动，环境卫生才有了本质的变化。

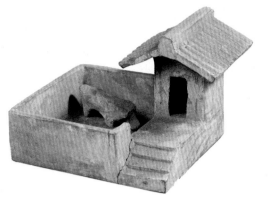

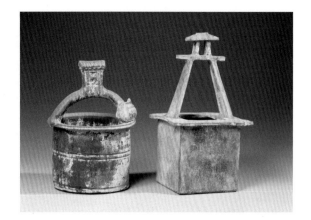

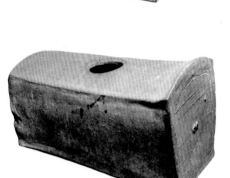

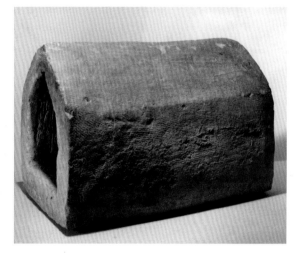

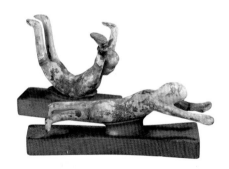

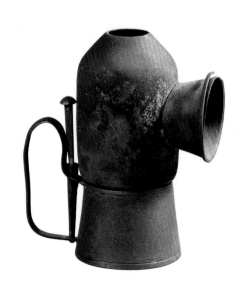

（左上）　陶厕猪圈（西汉）

（右上）　井栏（明器）（汉代）

（左中）　槽模（晋代）

（右中）　陶下水道管（秦代）

（左下）　陶游泳俑（清代）

（右下）　灭蚊铜灯

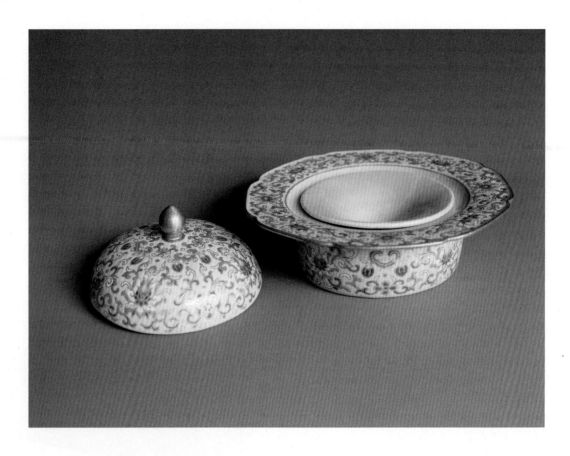

粉彩细花唾盂（清代）

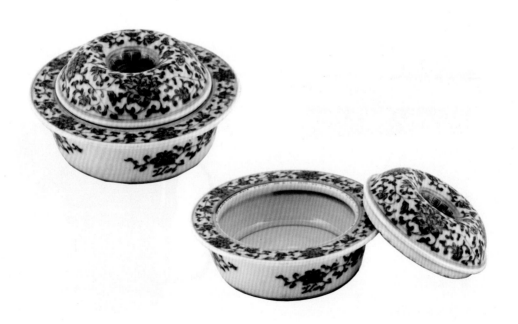

青花唾盂（清代）

第六节 四大"经典"与抗疫"三药三方"

　　2020 年新型冠状病毒肺炎疫情全球范围流行，中国迅速应对，采用中西医结合治疗，中药"三药三方"（三药分别为金花清感颗粒、连花清瘟胶囊 / 颗粒、血必清注射液，三方分别是清肺排毒汤、化湿败毒方、宣肺败毒方）发挥了重要作用。如此行之有效的抗疫中药方，实则化裁于 1800 多年前张仲景《伤寒杂病论》中的方剂麻杏石甘汤、射干麻黄汤、小柴胡汤、五苓散，至今还指导着临床用药，且实践证明有很好的治疗效果。

一、中医学理论奠基之作——《黄帝内经》

　　大家最熟悉的中医典籍莫过于《黄帝内经》，该书不仅是中医学专业的必修书，也是其他领域了解中医、认识中医的一扇窗口。这究竟是一本什么样的书呢？《黄帝内经》简称《内经》，是中国医学发展史上影响最大的一部医学理论性专著。它总结了西汉以前的医学成就，汲取并融合了古代哲学与自然科学的知识，介绍了人体的生命规律、防治疾病的原则与方法，奠定了中医学的理论基础。《黄帝内经》问世后的 2000 多年里，一直有效地指导着中医学的发展。古今无数做出卓越成绩的医学家，无不是以《黄帝内经》为立说之根本。直到现在，《黄帝内经》依然是中医学的经典巨著，已被国家列为必读的古典书籍。2011 年，《黄帝内经》成功入选《世界记忆遗产名录》。

（一）《黄帝内经》的产生

　　《黄帝内经》以"黄帝"命名，并不是指这部书的作者就是黄帝。黄帝乃华夏民族的始祖，其文化对于中华民族的发展有着重要的意义，所以人们为了追本溯源，常常把自己的著作托以"黄帝"之名，这是当时崇古之风的一种体现，也是当时颇为流行的一种时尚。学者们希冀借用"黄帝"之名，体现书中的学术思想是有根源的，以提高书的权威性。《黄帝内经》既不是一个时代的作品，也不是一人写成，而是在一个漫长的历史时期中，由许多医家的成果汇集而成的。

　　一般认为，《黄帝内经》成书于战国至秦汉时期，这是中国古代哲学思想异常活跃的一个时期，出现了儒家、道家、墨家、阴阳家、法家等百家争鸣的局面，他们对宇宙的构成、天人关系、形神关系，以及人性论、认识论等都做了深入的探究。哲学思想的火花大碰撞，尤其是其中的元气论、阴阳学说、五行学说等，对于医学理论的体系化产生了巨大的影响。

　　古代中国是以农耕为主的国家。伴随着农业生产发展的需要，人们在长期的劳作实践中积累了丰富的物候学经验。如四季有春生夏长、秋收冬藏的自然规律，月亮存在盈虚的变化。这些规律也自然迁移到作为自然界一部分——人的身上，如《黄帝内经》倡导的四季养生之法，月亮的盈缺变化与人体的虚实存在一定的相关性等。当然，战国至秦汉时期也积累了丰富的医学实践经验，包括人体解剖学方面的知识，对疾病、药物的认识，也包括防病、保健方面的认识。在这样的时代背景下，《黄帝内经》就这样水到渠成、自然而然地产生了，因此可以说是很多学识渊博的医学家共同的智慧结晶。

（二）《黄帝内经》的主要内容

《黄帝内经》包括《素问》和《灵枢》两部分，每部分各9卷，每卷9篇，因此，各81篇，合计有18卷162篇。《黄帝内经》采用一问一答的形式——黄帝与岐伯的对话，介绍了传统中国医学对于养生，人体生理、病理，疾病发病学、诊断和治疗等方面的认识。其中除了包含医学知识，还涉及天文、历法、气象、地理、心理等多领域内容。所以，《黄帝内经》不但是一本医学专著，也可以看作是一本医学百科全书。

书中认为，阴阳、五行、藏象、精气神、气血津液、经络等组成了描述人体的关键词。人体有心、肝、脾、肺、肾五脏储存精、气血、津液等营养物质，并与小肠、胆、胃、大肠、膀胱诸腑相为表里。每个脏腑都与木、火、土、金、水五行相合，以及自然界的颜色、声音、季节等相对应，并与体表组织器官以及经络系统相联系。脏腑之间的生克制化遵循五行的规律，疾病之间的病机可以通过阴阳理论来阐释。阴阳失调是导致疾病产生的根本原因，而疾病的变化遵循着阴阳之间相生相克、制约转化的规律。对于疾病预后的判断，《黄帝内经》重视正邪之间的力量抗衡，提出"正气存内，邪不可干""邪之所凑，其气必虚"，认为人体正气强盛则不容易生病。《黄帝内经》强调"不治已病治未病"，记载了很多养生、防治疾病方面的原则和内容。

（三）《黄帝内经》的价值及影响

《黄帝内经》奠定了中医学的理论体系，为中医学的发展提供了理论依据和指导方法。在世界医学史上，美索不达米亚、古埃及、古波斯、古印度、古希腊、古罗马等都有过自己的传统医学，并都曾盛极一时，创造过伟大的医学成就，然而经过漫长历史长河的洗礼，最终或沦为民间经验医学，或为现代医学所取代。我国的传统中医学因为有着系统的医学理论体系指导和传承，得以绵延2000多年，至今这套理论体系仍然指导着中医临床实践。

《黄帝内经》确立了"天地人三才"的医学模式。《黄帝内经》认为，人不是独立存在的，而是自然界的一部分，人与自然是一个不可分割的整体，共同遵循着相同的规律。所以，自然界的变化与人体的生理、病理有着千丝万缕的联系，人们健康的生活需要遵循大自然的规律。如《素问·四气调神大论》指出："夫四时阴阳者，万物之根本也。所以圣人春夏养阳，秋冬养阴，以从其根，故与万物沉浮于生长之门。逆其根，则伐其本，坏其真矣。故阴阳四时者，万物之终始也，死生之本也，逆之则灾害生，从之则苛疾不起，是谓得道。"自然界有四季阴阳变化的规律，这是万物生长变化的根本。

因此，人们在春夏季节要顺应自然界的生长规律调养阳气，秋冬季调护阴气。如果违背了这个规律，就容易生病。因此，作为医生，不仅需要关注人的疾病，更要关注生病的人。疾病是在一定条件下，致病因素作用于人体以后，人体产生的一种反应。因此，不同的个体对于同一个致病因素的反应有可能相同，也有可能不同。《黄帝内经》特别强调医生对于人的个体关注，要求一个医生应该"上知天文，下知地理，中知人事"，了解患者背后的环境、社会、经济、文化、民俗等因素，类似于现代医学提出的"生理－心理－社会"医学模式。基于"天地人三才"医学模式的《黄帝内经》，树立了多学科研究医学的典范。

《黄帝内经》十分注重养生。如《素问·上古天真论》指出："上古之人，其知道者，法于阴阳，和于术数，食饮有节，起居有常，不妄作劳，故能形与神俱，而尽终其天年，度百岁乃去。今时之人不然也，以酒为浆，以妄为常，醉以入房，以欲竭其精，以耗散其真，不知持满，不时御神，务快其心，逆于生乐，起居无节，故半百而衰也。"又指出："夫上古圣人之教下也，皆谓之虚邪贼风，避之有时，恬惔虚无，真气从之，精神内守，病安从来。是以志闲而少欲，心安而不惧，形劳而不倦，气从以顺，各从其欲，皆得所愿。故美其食，任其服，乐其俗，高下不相慕，其民故曰朴。是以嗜欲不能劳其目，淫邪不能惑其心，愚智贤不肖不惧于物，故合于道。所以能年皆度百岁而动作不衰者，以其德全不危也。"提出养生要顺应自然，动静结合，精神内守。中医养生尤重养神，治病更重治神。《黄帝内经》始终把养神和治神放在首位，提出"节欲养神""独立守神""积精全神""四气调神"等理念，强调人体形与神的统一。

此外，《黄帝内经》中记载了多种病证，并对它们的发病原因、病理机制、临床表现、治疗方法都做了专题讨论，许多观点至今仍被奉为圭臬。

《黄帝内经》承载着中国古代医学的智慧，随着中医药走向世界，相信《黄帝内经》将为世界人民共享中医智慧做出更大的贡献。

二、最早的药物学著作——《神农本草经》

中药又称本草，是中医学的重要组成部分。成书于东汉时期的《神农本草经》（又称《本草经》或《本经》），作为现存最早的一部本草学专著，对秦汉以前的药物学进行了一次系统的总结，为后世中药学的形成奠定了基础。魏晋以后的历代本草学著作多以该书为蓝本，在其基础上进行发展与创新。因此，《神农本草经》被称为中国传统医学四大经典著作之一。

（一）《神农本草经》的产生

《神农本草经》书名首次出现在南朝梁时期阮孝绪的《七录》中，但书中未提及作者与成书年代。因此，《神农本草经》的作者和完成时间是学界争论的话题，说法不一。

多数学者认为《神农本草经》应是许多药学家的集体创作，托名神农氏所作，不仅寄托人们对神农的怀念之情，也与秦汉时期的崇古之风有关，如北齐颜之推的《颜氏家训·书证》指出"譬犹本草，神农所述"。为什么要说是神农氏所作？这与神农氏的地位以及"神农尝百草"的故事有关。人们纪念神农氏遍尝百草，寻找治病药物的恩德与功绩，为其建药王庙，奉他为药王神，四时祭祀。

《神农本草经》的成书年代，有战国时期、秦汉时期、汉代几种说法。多数学者认为该书应该是在东汉时期才整理而成，因为书中的养生、服石、炼丹与神仙不死之说，与东汉时期的社会风气十分相似。《神农本草经》成书之后，在唐代初期就佚失了，但大部分内容被保存于后世的本草著作之中。所以，我们现在可以看到的版本都是从后世的本草书中辑佚整理出来的。

（二）《神农本草经》的主要内容

《神农本草经》共记载药物 365 种，其中植物类药 252 种，动物类药有 67 种，矿物类药物有 46 种。这些药物根据当时人们对它们不同作用的认识，被分成了三大类，分别是上品、中品和下品。上品被认为是最安全的，以补益类为主，久服、多服不伤人，且能够帮助人们延年益寿，共 120 种。中品既有补益药，又有攻治类药，共 120 种。下品主要以祛邪攻下为主，有的有毒，有的无毒，不可久服，共 125 种。《神农本草经》详细介绍了这些药物的生长地域、采收时间、加工方法、贮藏方法、真伪辨识、质量优劣辨识、功效、主治病证、用药原则和服用方法。

书中除记载了药物的功效外，还提出不同药物之间的配伍不能随意使用，必须遵循一定的规律。《神农本草经·序录》做了如下记载："药有阴阳配合，子母兄弟，根茎花实，草石骨肉。有单行者，有相须者，有相使者，有相畏者，有相恶者，有相反者，有相杀者。凡此七情，和合视之，当用相须、相使者良，勿用相恶、相反者。若有毒宜制，可用相畏、相杀者，不尔，勿合用也。"也就是说，有些药物一起使用，能够明显增强原来各自的药效；有些药物一起使用，会使原有药效降低，甚至会产生毒副作用；有些药物一起使用，可以减轻药物的毒性。这也是中药学里的药物七情和合理论，能让临床使用药物更合理、更安全。今天，临床使用中药时，依然遵循此规律。

（三）《神农本草经》的价值及影响

《神农本草经》的问世，标志着中药学理论体系的初步构建，对后世本草文献的发展影响巨大。《神农本草经》是中国现存最早的药学和植物学法典，里面记载的药物名称、产地、采收、贮藏、加工、真伪鉴别、质量鉴别、分类、功效、主治、禁忌、用法、药物配伍规律等内容，构建起了中药学的理论框架。我国第一部官修药典《新修本草》，即是在《神农本草经》的基础上，新增药物 114 种。时至今日，《神农本草经》中记载的药物性味、功效、主治及临床用药原则，仍然有效地指导着中医临床，对人们的医疗保健发挥着积极作用。

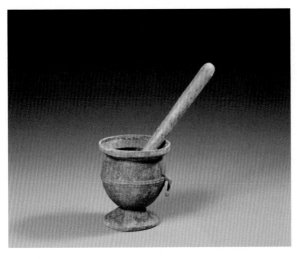

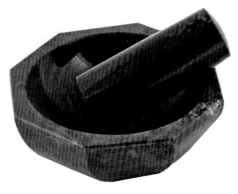

（左上）　青铜药臼（汉代）

（右上）　石研钵（民国时期）

（左下）　铜药臼（1）（清代）

（右下）　铜药臼（2）（清代）

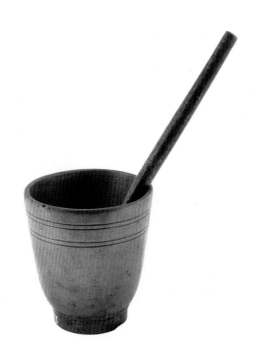

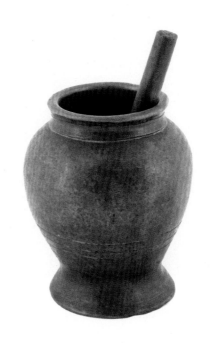

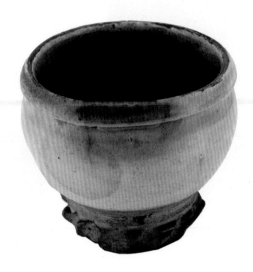

粗瓷研钵（宋代）

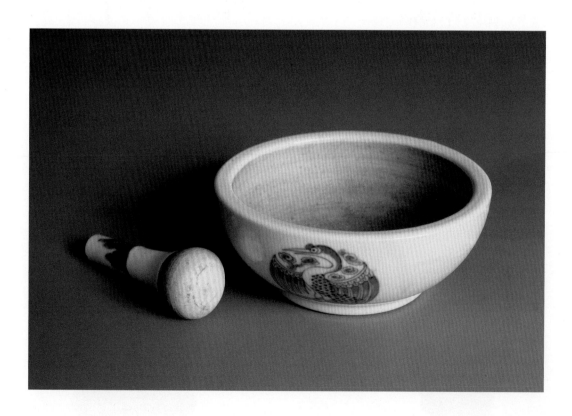

青花瓷研钵（清代）

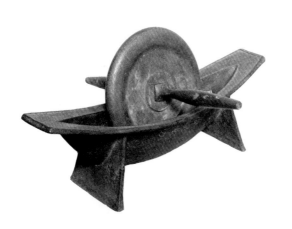

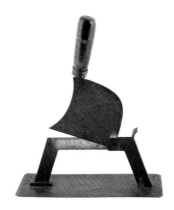

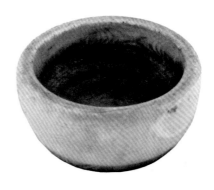

（左上）　船形铜药碾（清代）

（右上）　有架铜药刀（清代）

（中）　象牙研钵（清代）

（下）　檀香木切药刀（清代）

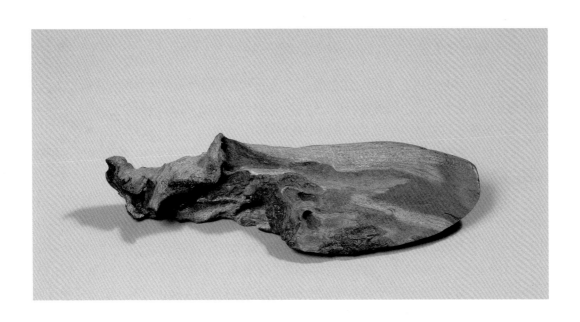

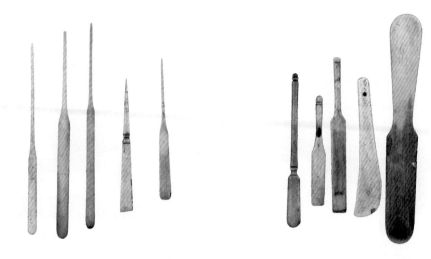

骨质药匙（清代）

三、张仲景与《伤寒杂病论》

张仲景是东汉末年著名医家，被后世尊称为"医圣"，其医术精湛、医德高尚。东汉末年瘟疫肆虐，张仲景在前人的基础上，结合自己的临床实践，完成了《伤寒杂病论》一书的撰写。这部不朽的著作，成为临床辨治疾病的范例，也标志着中医临床辨治体系的确立，因此被后人奉为中医经典著作之一，其理法方药一直被后世视为中医临证之圭臬。

（一）张仲景生平

张仲景（150—219），名机，字仲景，东汉荆州南阳郡涅阳（今河南省南阳市）人。张仲景是一位著名医家，但遗憾的是，《后汉书》《三国志》均无张仲景传。因此，关于他的生平事迹，只能从零星散见的书籍中找到线索。

张仲景"南阳人，名机，仲景乃其字也。举孝廉，官至长沙太守。始受术于同郡张伯祖。时人言，识用精微过其师"（据北宋林亿校正《伤寒论》作序引唐代甘伯宗《名医录》记载）。张仲景曾做过官，并官至长沙太守，故张仲景被后人称为"张长沙"。张仲景喜爱医学，曾拜同乡张伯祖为师学习医学，非常勤奋努力。正如《伤寒杂病论》序中所言"勤求古训，博采众方"，最后医术青出于蓝而胜于蓝。

《太平御览·何颙别传》载有"总角造颙"的故事。何颙与张仲景是同乡，因"先识独觉，言无虚发"而闻名于世，所以少年时的张仲景慕名去拜访何颙，希望何颙指点以后的发展方向。何颙评价说："君用思精而韵不高，后将为良医。"何颙认为张仲景善于思考，具有深思熟虑、处事稳重的特点，这样的性格将来一定能成为名医。果如其言，张仲景后来成为一代名医。《伤寒杂病论》序中有一段这样的论述："观今之医，不念思求经旨，以演其所知，各承家技，始终顺旧。省疾问病，务在口给，相对斯须，便处汤药，按寸不及尺，握手不及足，人迎、趺阳，三部不参，动数发息，不满五十，短期未知决诊，九候曾无仿佛，明堂阙庭，尽不见察，所谓窥管而已。夫欲视死别生，实为难矣！"意思是说，当时的医生，不想着研求医学经典理论的思想，用来加深自己所掌握的医学知识，而只是各自因循守旧，秉承家传医技而已。为患者诊察疾病、询问病情时也不用心，一会儿就处方开药；诊脉时只随便按寸脉或手部脉，也不互相参考人迎、趺阳、寸口三部的脉象进行全面的了解；按照自己的呼吸频率诊察患者，脉搏跳动数了不到五十下就草草了事；不能确诊患者的垂危之候，对九处诊脉部位的脉象竟无一点印象；鼻子、两眉之间及前额，也完全不加诊察。这样的医生，想要辨识不治之证或可治之证，实在是困难！虽然这是张仲景对于当时一些医生的批评，但从另一方面也验证了何颙对他性格的评价。此外，张仲景在追名逐利的社会大环境中能坚持信念，正直做人，就像《伤寒杂病论》序言写到的那样"怪当今居世之士，曾不留神医药，精究方术，上以疗君亲之疾，下以救贫贱之厄，中以保身长全，以养其生，但竞逐荣势，企踵权豪，孜孜汲汲，惟名利是务，崇饰其末，忽弃其本，华其外而悴其内"。

晋代葛洪《抱朴子》有"仲景开胸纳赤饼"的记载，有人据此认为仲景可能也做过外科手术。晋代皇甫谧在《针灸甲乙经》自序中记载了一个仲景望诊断死生的故事："汉有华佗、张仲景。其它奇方异治，施世者多，亦不能尽记其本末……仲景见侍中王仲宣时年二十余，谓曰：君有病，四十当眉落，眉落半年而死，令服五石汤可免。仲宣嫌其言忤，受汤而勿服。居三日，见仲宣谓曰：服汤否？仲宣曰：已服。仲景曰：色候固非服汤之诊，君何轻命也！仲宣犹不言。后二十年果眉落，后一百八十七日而死，终如其言。"这是一个张仲景给王仲宣诊病的故事：东汉建安三年（198），张仲景在襄阳见到了来投靠刘表的王仲宣。王仲宣时年二十，是"建安七子"之一，少年成名，意气风发，张仲景望了他一眼就说："你看起来有病，可能在40岁时你的眉毛会先脱落，眉落半年后则有性命之忧。我给你开一个方子，叫'五石汤'，服了这个方子可祛病消灾。"王仲宣嫌张仲景的话逆耳，勉强接过方子，但并没有吃。过了3日，张仲景碰巧见到王仲宣，问他："方子服用了吗？"王仲宣随口说："已服。"仲景叹道："我看你的脸色可不像喝过药的样子，怎能拿生命不当回事呢？"王仲宣仍然不相信。就这样过了20年，果然王仲宣的眉毛开始脱落，终如张仲景所说的那样，半年后仲宣就去世了。

（二）《伤寒杂病论》的产生与流传

《伤寒杂病论》成书于东汉末年（200—219）。连年的战火，自然灾害，疫病流行，东汉末年民不聊生。曹植《说疫气》描述了当时的惨状："家家有僵尸之痛，室室有号泣之哀，或阖门而殪，或覆族而丧。"张仲景的家族也在疫病流行之际未能幸免，正如他在《伤寒杂病论》序言里所说："余宗族素多，向余二百。建安纪年以来，犹未十稔，其死亡者三分有二，伤寒十居其七。"不到 10 年的时间，家族 2/3 的人死于疫病，其中七成因为伤寒病。民众的苦难，亲人离世的伤痛，激发了张仲景精研医术、攻克疾病的决心。虽然战火纷飞，社会动荡，但是刘表统治的荆州地区，也就是张仲景居住的地方，却相对稳定，这也给张仲景提供了一个良好的写书环境。张仲景通过广泛阅读前人的医学典籍，采集各家之长，结合自己的临床观察、思考、总结，最终完成了这部旷世著作。

汉代著书，当时主要通过小刀在竹简或木简上刻字，然后用绳子将一片一片的竹简或木简串连起来。时间长了，绳子容易腐烂。因此，那时候书的保存较为不易。东汉末年又是一个军阀割据、兵火战乱的动荡年代，故而《伤寒杂病论》成书后不久，就散佚不全了。后来经过西晋太叔令王叔和（据说是张仲景的学生）广泛收集，只看到伤寒部分，重新整理成册，共 10 卷，命名为《伤寒论》。《伤寒杂病论》的另一半，也就是我们现在所说的《金匮要略》，一度失传，直到北宋仁宗时期才得以重新被人们发现。一个叫王洙的翰林院学士在馆藏旧书中发现了一部《伤寒杂病论》的节略本——《金匮玉函要略方》，这部书有 3 卷，其中上卷讲伤寒病，中卷讲杂病，下卷记载方剂及妇科病。由于伤寒病部分已经有了整理好的单行本《伤寒论》，于是删去了上卷，只保留中、下卷，并将下卷的方剂部分分别列在各种证候之下，仍编为上、中、下 3 卷，题书名为《金匮要略方论》，简称《金匮要略》。

经王叔和整理《伤寒论》之后，东晋、南北朝时期，该书主要在民间流传，若隐若现，以致唐代孙思邈在撰写《备急千金要方》时亦未能看到书的全貌，发出了"江南诸师秘仲景要方不传"的感慨。到了晚年撰写《千金翼方》时，孙思邈才有机会看到《伤寒论》全书的内容，并写进了卷九、卷十之中。北宋年间，由于皇帝十分重视医药，组织了大规模的医籍校正工作。高保衡、林亿等翰林院学士也因此奉诏进行了《伤寒论》的校正工作，治平二年（1065）刊行了《伤寒论》。林亿校正的《伤寒论》原刻本目前已经看不到了，现存的是由明代书商赵开美重新翻刻的版本，也就是通常说的赵开美本，或者复刻本。

（三）《伤寒杂病论》的主要内容

《伤寒杂病论》在流传过程中分为《伤寒论》与《金匮要略》二书。

《伤寒论》主要讲述伤寒病的辨治思路，包括伤寒病的诊断、鉴别诊断、治疗思路和方法、预后判断等。这里的伤寒病并不是我们现在说的伤寒杆菌引起的急性肠道传染病。

《金匮要略》主要讲述的是内科杂病，涉及内科、妇科、外科等多种疾病，包括这些病的临床特点、诊断、病因分析、治疗与预后，形成了以病为纲、病证结合、辨证论治的杂病诊疗体系，对于当今临床也常常能提供很多启发。

（四）《伤寒杂病论》的成就与影响

《伤寒杂病论》标志着中医临床医学体系的诞生，是我国医学发展史上影响巨大的著作之一，建立了我国传统医学临床诊治疾病的思维范式，问世后即成为古来学习中医的必读之书。历代医家皆注重对《伤寒杂病论》的研读，并给予了高度评价。该书的治病思想，以及保存下来的方剂至今仍在临床上发挥着重要作用。《伤寒杂病论》中的方剂被后人称为"经方"，也是对其疗效的肯定。唐宋以后，直到现在，《伤寒杂病论》成为海外国家了解中医学的一张名片，日本、韩国、朝鲜、东南亚及欧美国家都有学者研究仲景学说，尤其是书中的方药，被广泛应用于临床各科，对守护世界人民的健康发挥着重要的作用。

第七节　汉墓出土的涉医文物

一、"九针"

《黄帝内经》中有古代"九针"形制的记载，但在考古出土实物之前，人们往往以为九针的记载只是一种传说。1968 年，河北省满城县西南的陵山发掘了两座汉代古墓，根据考证是西汉中山靖王刘胜夫妇的墓葬。刘胜为汉景帝庶子，汉武帝刘彻的哥哥，被封为中山国第一位国王，在位 42 年。发掘的两座汉墓，一座是刘胜的，另一座是刘胜妻子的。其随葬物品中有很多珍贵文物，如墓主夫妇身上所穿的"金缕玉衣"、错金铜博山炉、长信宫灯等。而在医学历史上有重要意义的是墓中出土的 9 枚医针，其中有 4 枚金针（藏于河北省博物馆）、5 枚银针，长度 6.5 ～ 6.9cm 不等。其针柄都是方形柱状，比针身略粗，针柄上还有一个小孔。针尖的形状各不相同，有的是卵圆形，有的很尖锐，有的圆钝，有的是三棱形。据析，这些针为毫针 2 枚，圆针、锃针、锋针各 1 枚，其他 4 枚因为残损严重而难以判断。

与医针同时出土的还有医工铜盆，口径为 27.6cm（藏于河北省博物馆），盆沿和盆身处都刻有"医工"二字。

二、经络木人

1993 年，四川绵阳永兴镇双包山发掘的西汉墓葬中出土了一具木质人体模型，现藏于绵阳市博物馆。据考证，该墓下葬时间应在西汉早中期，即公元前 2 世纪前后。这具木人是迄今为止发现的世界上最早标有经络循行路径的人体模型，具有重大的中医学术价值。经络木人大小约为正常人体的 1/6，高 28.1cm，体表的骨骼、肌腱等形态符合解剖学标准，但没有男女性别标志。出土时，该木人的身上包裹着数层红色纺织品，全身涂黑漆，经络循行路径为红色漆线镌刻。木人的左手和足部有残缺，其他部位基本完好。

木人全身有 19 条主脉纵向循行，还有 5 条支脉，没有文字标识。19 条主脉中，有 1 条位于人体的正中线，与古代医书中描述的督脉分布路线基本相同。其余 18 条经脉皆分布于身体两侧，左右对称，循行路线近似于《灵枢·经脉》记载的手三阳经、手三阴经、足三阳经，可以看作是对称分布的 9 条经脉，加上位于正中线的主脉，有学者称之为"十脉系统"。这个系统与马王堆医书、《黄帝内经》记载的经脉系统都不一样，为研究经络学说和针灸技术发展演变过程提供了极其珍贵的史料。

三、马王堆帛书

汉代的丝织业发达，长沙出土的绢、罗、纱、锦、绣之品种、花纹、色泽都让人叹为观止。用丝绸来书画比简牍轻便，又省时省力，只是缣帛价格昂贵，多是朝廷赏赐的"美人身上衣"，不是所有读书人都能置备。因而，纸张出现以前，一直是简帛并行的。但是帛绸埋在地下，容易腐坏，故历来出土不多。1973 年长沙马王堆汉墓出土的大批医学帛书是我们首次见到的帛写医籍，乃中国考古史上的一件大事，尤为珍贵。

马王堆帛书有 20 多种，12 余万字，内容以古代哲学和历史书为主，也有相当一部分是自然科学著作，包括 11 种医学书籍，经马王堆帛书整理小组整理后，分别厘定名称。医学帛书总计约 3 万字，可以辨认的有 2.4 万字，字数最多的是《五十二病方》，现存 9911 字，《养生方》现存 3400 字，《治百病方》现存 2970 字，《导引图》只存 59 字。医书抄录年代最早的是《足臂十一脉灸经》，字体是秦小篆，为秦人所录，最晚的书是西汉初所录，均为现在发现最早的医学著作。出土医书书名为《足臂十一脉灸经》《阴阳十一脉灸经》甲本、《脉法》《阴阳脉死候》《五十二病方》（以上 5 种合为一卷帛书），《却谷食气》《阴阳十一脉灸经》乙本、《导引图》（以上 3 种合为一卷帛书），《养生方》《杂疗方》《胎产书》（以上 3 种合为一卷帛书）。

四、最早的经络学说专著

《足臂十一脉灸经》《阴阳十一脉灸经》都早于《灵枢·经脉》，是迄今为止发现最早的经络学专著。两部脉灸经都记述了人体 11 条经脉的循行路线、与之相关的疾病和对应的灸疗方法。两书在经脉的命名、对经脉走向的记述上存在差异，但都讲了 11 条主要的经脉，比前面所介绍的木人十脉系统要复杂许多，但与《黄帝内经》十二脉系统相比则粗糙了许多。

《足臂十一脉灸经》《阴阳十一脉灸经》与《灵枢·经脉》相对照，有一些不同。比如《灵枢·经脉》手足三阴、三阳共计 12 条经脉，而此两部书都只记载了 11 条经脉，并且缺少的那一条经脉完全一样，都是手厥阴经。在经脉循行方向上，《灵枢·经脉》中的经脉走向很有规律：手三阴经从胸部走向手，手三阳经从手走向头，足三阳经从头走足，足三阴经从足走向腹部，各条经脉首尾相连，构成一个完整循环的系统。而此两部书中记载的 11 条经脉走向找不出明显规律，也没有首尾相连的特征。《灵枢·经脉》里的十二经脉都与脏腑有固定的络属关系，每条阴经都属一脏、络一腑，而每条阳经都属一腑、络一脏，而此两部书中没有这样的记载。

从木人的十脉系统，《足臂十一脉灸经》《阴阳十一脉灸经》的十一脉系统，到《黄帝内经》的十二脉系统，这样的对比可以粗略勾勒出古老的经脉学说在汉代时期的发展轨迹。

五、最早的医方专著《五十二病方》

《五十二病方》的出土，使我们第一次看到了先秦时代方剂学的真实面目之一隅。《五十二病方》全书现存 1 万多字，载方 300 多首，尚可辨认的约有 288 首，247 味药，其中只有 94 味见诸《神农本草经》。《五十二病方》中的药物多限于古荆楚之地出产，如桂、姜、茯苓、竹等。而产于北方的细辛、麻黄、肉苁蓉、大黄等，在武威医简中有，《五十二病方》中没有，《神农本草经》中二者都有。

与《神农本草经》相比，《五十二病方》以治病为主，未提到久服轻身成仙之说，而《神农本草经》记有上品是久服延年不老，显然受到了秦汉术士的影响。因巫风盛行于战国楚地，《五十二病方》中有祝由治病方 31 条。

与《山海经》相比，两书所记病名、药名、治疗术语相同处很多，两书皆无阴阳五行、脏腑之说，均无方剂名称，都有巫祝记载，都有"桃能辟鬼"的神话。

《五十二病方》辨证组方，配伍合理；剂型多样，灵活使用；煎服方法，因病施用。其记载的治疗方法非常丰富，除了内服药之外，还有敷贴法、烟熏法、熨法、砭法、灸法、蒸汽熏法、药浴法、按摩法、火罐疗法等。书中还记载了一些精巧的外科手术方法，如对于痔疮的认识和治疗方法，已经明确指出各种痔的证候特点，痔疮手术的方法是取狗膀胱一具，将膀胱口套在竹管上，再将竹管及套在上面的狗膀胱塞入患者的直肠下端，通过竹管充气，然后用刀切除痔疮，并用包括黄芩在内的药粉外敷。其手术方案设计巧妙，让我们客观地认识了 2000 多年前中国外科技术的水平。

《胎产书》是现存最早的产科文献，现存文字 34 行，主要记载了养胎、求子、胎儿发育、产后处理等内容，书中涉及胚胎发育过程、逐月养胎、胎教与优生等孕期卫生保健的各方面。

《养生方》《杂疗方》的主要内容是房中类养生保健，《养生方》可辨认的方有 27 首，《杂疗方》残缺严重，仅存 79 行，缺文较多，阅读困难。

《却谷食气》与《导引图》同在一幅帛上，是最早的辟谷气功文献。《却谷食气》出土时残缺太多，估计原有 478 ～ 485 字，现在可辨认 272 字，主要提出了人可以不吃谷物，通过一套导引吐纳为主的方法生存下去。

六、导引图

马王堆 3 号汉墓出土的帛画导引图，是现存最早的医疗体操图，现藏于湖南省博物馆。画中共有 44 个运动的人物，姿态各异，有的仰天做呼吸吐纳的锻炼，有的在模仿动物姿态，肢体熊经鸟伸，有的手持器械在做运动，栩栩如生。图案的旁边还用文字标示了动作的治疗或保健效果，如"通阴阳""引聋"等，不但是珍贵的医学文献，更是精美的艺术品。

第三章

兼收并蓄　医药繁盛

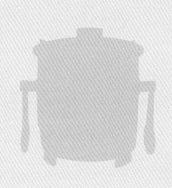

民族的大融合可以促进经济文化的交流和发展，也促进了医学的进步。既是道教炼丹家也是医家的葛洪，有着佛家"恻隐之心"的精诚大医孙思邈，儒、释、道有各自的养生观和贡献。唐代时期我国古代的医学教育已处在世界医学教育的前列，中外医学的交流也促进了中医学的发展。

第一节　献给世界的礼物——青蒿素的发现

2015 年诺贝尔生理学或医学奖授予美国、日本和中国的三位科学家——美国科学家 William C. Campbell、日本科学家大村智和中国科学家屠呦呦。屠呦呦获奖的理由是"有关疟疾新疗法"的发现，她设计出一套提纯方法制成青蒿素，这种活性药物被誉为"拯救 2 亿人口"的发现。屠呦呦是第一位获得诺贝尔科学奖项的中国本土科学家，第一位获得诺贝尔生理学或医学奖的华人科学家，第一位获得国家最高科学技术奖的女科学家。

疟疾是一种由疟原虫侵入人体后引发的恶性疾病，患者高烧不退、浑身发抖，重者几天内死亡。自 1964 年起，中国开始着手抗疟疾的研究。1967 年 5 月 23 日，国家科委和中国人民解放军总后勤部在北京召开"疟疾防治药物研究工作协作会议"，代号为"523"项目的大规模药物筛选、研究在全国 7 省市展开。1969 年 1 月底，39 岁的研究实习员屠呦呦突然接到一项秘密任务：以课题组组长的身份，研发抗疟疾的中草药。

起初，屠呦呦用 3 个月的时间收集了 2000 多个药方，此后屠呦呦团队对 100 多种中药水煎煮提取物和 200 多个乙醇提物样品进行了实验，但对疟原虫抑制率最高的只有 40% 左右，其中包括青蒿在内。终于有一天，屠呦呦在翻阅葛洪的《肘后备急方》时读道："又方：青蒿一握，以水二升渍，绞取汁，尽服之。"这段关于青蒿治疗疟疾的记载给了屠呦呦灵感，她突然明白了：温度是关键！终于发现，青蒿乙醚提取物去掉其酸性部分，剩下的中性部分抗疟效果最好。1971 年 10 月 4 日，实验证实，191 号青蒿乙醚中性提取物对鼠疟原虫的抑制率达到 100%。因此，青蒿素的发现，被称为"中医药献给世界的礼物"。

那么给予屠呦呦灵感的成书于 1700 年前的《肘后备急方》，究竟是一本怎样的书籍呢？

　　《肘后备急方》3卷，简称《肘后方》，又称《肘后救急方》《肘后救卒方》，东晋葛洪著。

　　葛洪（281—341），字稚川，自号抱朴子，西晋丹阳句容（江苏句容）人。葛洪出身于江南士族，《肘后备急方》成书于公元4世纪初。该书内容涉及古代急救和传染病，包含了内、外、妇、五官、精神、伤骨各科以及疾病的预防、诊断、治疗等。内容扼要简洁，选方切合实用，疗法简便。葛洪在自序中说："又见周、甘、唐、阮诸家，各作备急，既不能穷诸病状，兼多珍贵之药，岂贫家野居所能立办？又使人用针，自非究习医方，素识明堂流注者，则身中荣卫尚不知其所在，安能用针以治之哉！"该书的编撰宗旨是针对当时存在的问题和弊端，书中多为易得之药，也记录了较多灸法内容，这是为了民间医生或野老贫妪施灸方便而采录的，他们可以不必记住复杂的穴位名称，正如葛洪所言："灸但言其分寸，不名孔穴，凡人览之，可了其所用。"这确是适合偏远山区和穷乡僻壤人们的急救方书和医疗手册。

　　《肘后备急方》保存了珍贵的古代传染病史资料，其中关于"虏疮"的记载是世界上关于天花的最早记载，它的症状是"发疮头面及身，须臾周匝，状如火疮，皆戴白浆，随决随生"，如果不及时治疗，剧者多死。即使治愈后，仍然会"疮瘢紫黑"。又如关于"尸注"的记载，类似于现代的肺结核，当时对其症状以及传染的危险性已有所认识。书中对沙虱——由东方立克次体引起的恙虫病的描述，也是世界上最早的记载，认为岭南地区人发此病的较多，预防方法是在山涧浴后，以布拭身数遍，再用旧帛"拭之一度"，以此防止恙虫的幼虫沙虱钻入皮肤。关于恙虫病的治疗，可以用热蒜片敷疮灸治，以及斑蝥敷治，或者用苦苣菜叶敷涂，或用竹叶、茅叶将沙虱挑去。书中对于猘犬咬人（狂犬病）的治法，"仍杀所咬犬，取脑敷之，后不复发"，可见，已经孕育现代免疫治疗的萌芽。

　　《肘后备急方》对于脚气病的症状、发病的地区特点都有了较明确的认识："脚气之病，先起岭南，稍来江东，得之无渐，或微觉疼痹，或两胫小满……皆其候也。"而且书中提到了"不即治，转上入腹，便发气，则杀人"，这是对于冲心性脚气危险性的认识。此外，当时已知用白纸染尿法鉴别诊断黄疸："比岁又有肤黄病……渐至面黄及举身皆黄，急令溺白纸，纸即如柏染者，此热毒已入内，急治之。"可以说这是现代检验诊断的先驱。该书对疗法的选择，因地制宜，简便实用，比如推拿、针灸、拔罐、熨、蒸等，以及各类外治疗法，适合急救，书中介绍的"令爪其病人人中取醒"的方法治疗卒中，一直被沿用至今。

　　在药物治疗方面，麻黄治喘，大黄泻下，常山治疟，商陆治疗水肿，硫黄、水银、雄黄、密陀僧治疗皮肤病，都是古人宝贵的用药经验总结。

　　与广收博采、群方汇聚的卷帙浩繁的大部方书相比，《肘后备急方》的特点是"小而精"。然而"单行径易，约而易验，笆陌之间"，"方虽简要，而该病则众，药多易求，而论效则远"，方药不在于广而在于精，疗法不在于多而在于有效，葛洪《肘后备急方》

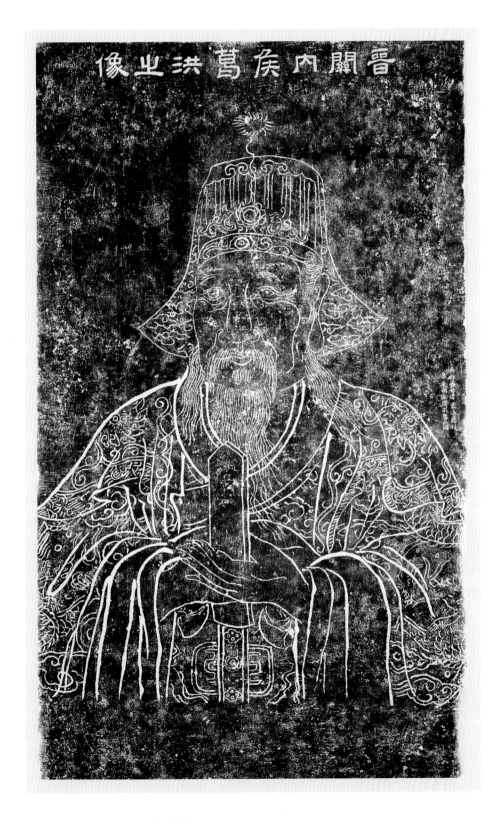

葛洪像拓片（20世纪50年代拓）

更利于临床实用。正是这样一部1700多年前的文献，给了当代科学家传承与创新的研究灵感。

第二节　手术器械与中医外科

说起外科，我们脑海中浮现的可能是泛着冷光的手术室和手术刀，或是各种无菌化操作和现代化精密仪器，这些都是我们现实生活或影视作品中常见的，彰显着时代的进步和科技的发展，人们对外科手术的印象也多偏于现代医学。然而中医外科其实在很久以前就已经出现，历史悠久，手术治疗也是中医外科的重要组成部分。至于中医外科所用到的手术器械，其起源可以说伴随着人类的诞生。从原始社会时期的石块到铜器铁器，再到现在的超声探头电刀等，外科手术器械的更替见证了社会生产力和中医外科学的进步。

最早的外科用具其实源于普通的生活用具，因为被人们发现具有一定的医疗功能而使用，后人称之为原始医疗用具，严谨来说并不能算为手术器械。如原始社会时期社会生产力低下，且人们的生活方式较为简单，外伤主要由自然环境和部落战争所致，多表现为痈肿疮脓等。当时的人们会根据治疗需求选择身边的石块进行简单打磨使边缘锋利，具有按摩、叩击、排脓及放血等功能，这就是我们现在所说的砭石。《说文解字》中记载"砭，以石刺病也"，上海中医药博物馆一楼的展柜中就陈列着一组出土于内蒙古呼和浩特的砭石。这个时期的外科器械多用来进行简单的疮疡治疗，但已隐约可见手术的缩影。

直至商周及秦汉时期，中医外科手术才开始进入萌芽阶段。众所周知，商周时期的青铜器冶炼技术达到鼎盛，因此出现了用金属制作的刀、针等简单外科医疗器械。西周周公所著的《周礼·天官》中将医生分为了四类，即食医、疾医、疡医和兽医，其中疡医就是我们广义上所说的外科医生。春秋战国时期出现有记载的第一位叫医竘的外科名医，如尸佼的著作《尸子》中有其"为宣王割痤，为惠王割痔，皆愈"的记载。而《五十二病方》中割除内痔的手术是最早的中医外科手术记载，其手术方法大概如下：先杀一只狗取出它的膀胱套在竹管上，将这一装置从人的肛门处插入到一定深度，接着用嘴巴对着竹管吹，狗膀胱吹胀后会挤压直肠下端的痔疮直至肛门外，然后用刀割去痔疮并在创口敷上黄芩以消炎止痛。文中还记载了如遇到直肠无法缩回原位的特殊情况，则先在直肠上涂上软膏，接着将人倒悬起来，泼冷水在他的胸腹上，腹腔会因受刺激而收缩，导致直肠缩回到腹腔。《五十二病方》中还提到了一种名为"夏挺"的手术器械，夏挺即用楸木制成的细棒，以油脂润滑后用来探测肛门瘘管，是我国最早使用到的"探针"，因其方便安全的特点而被长期使用。

在上海中医药博物馆二楼陈列有一组南北朝时期的外科手术器械，青铜材质，它们形态不一，有锯齿状、勺状、钩状、刀状等，还有一把与现在所用几乎毫无差异的镊

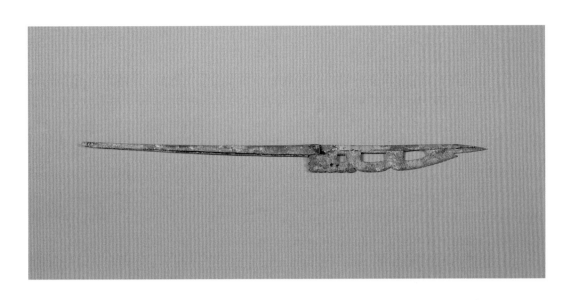

青铜手术刀（南北朝时期）

子。隋、唐、宋是中医外科手术不断丰富和发展的时期，这个时期的政治、生活较为稳定，经济繁荣昌盛，人们对医疗水平的需求越来越高，手术内容逐渐丰富，手术器械也随之不断发明创新。如隋代巢元方所著《诸病源候论》中的腹部肠缝合术标志着古代中国外科手术传统的确立。书中《金疮肠出候》一篇系统记录了断肠的诊断、断肠的缝合、缝合后的饮食禁忌，阐明了肠缝合术的要领，其主要包括三点：一是在断肠的诊断上，只有肠两头可见才可诊治，只见一头或两头都不可见则必死；二是缝合必须迅速；三是断肠缝合手术后应当注意进食禁忌，术后先是米粥汤二十余日，然后米粥百日，最后才可吃米饭。《圣济总录》记载有刀、针、钩、镊等。东轩居士所著的《卫济宝书》中记载了炼刀、竹刀、雷锋针等多种外科器具。张从正在《儒门事亲》中记载了"漏针"及以漏针治疗阴囊积水的方法，是医学发展史上的一大发明。可见这一时期的中医外科手术已经开始逐渐系统化和规范化，手术器械的功能也逐渐专一化。

到了元、明、清时期，中医外科手术已经不断完善并进入成熟期。元代危亦林的《世医得效方》是一本创伤外科专著，在整骨方面有精确的记述，记载了使用夹板、铁钳、凿、剪刀、桑白线等器材进行各种创伤手术。在上海中医药博物馆二楼陈列有一组明清时期的外科手术器械，共78件，其形态和质地相比南北朝时期更接近现代，每一种类型的器械还会分有不同尺寸，其中"针"主要用来穿刺脓疮，"烙"用来治疗痈疽疮疡，"刀"用以切割疮疡，"铲"用以铲除溃疡上的假膜。同时这个时期外科手术系列理论也逐渐形成，明代陈实功的《外科正宗》就已形成了系统规范的疡科手术方法，属外科三大学术流派的"正宗派"，被后世医家予以"列证最详，论治最精"的评价。明清时期中医外科学术思想活跃，最具代表性的外科三大学术流派除"正宗派"外还有

"全生派"和"心得派"，其中"全生派"以清代王伟德的《外科证治全生集》为代表，"心得派"以清代高秉钧的《疡科心得集》为代表。

除了手术器械和操作者本身之外，还有一些因素对手术的成功起着至关重要的作用。如止血、麻醉、消毒是手术成功的三大基石，这些在我们现在看来习以为常的步骤对 200 年前的西方医学来说却是莫大的困扰。疼痛、出血和术后感染大大增加了手术风险和死亡率，因此一些医生只能"以快取胜"，这就要提到西方医学史上一台死亡率高达 300% 的手术了。当时一位被喻为"伦敦第一快刀医生"的罗伯特·李斯顿在一场截肢手术中因下刀太快，切掉了帮忙按住患者的助手的两根手指，最终助手失血而死，一位现场围观的观众被患者的惨叫吓到心脏病突然而亡，而患者自己则死于感染，今天我们仿佛难以置信，这在人类手术发展史上是真实存在的。

此外，麻醉和消毒在中医外科中应用由来已久。东汉末年"外科鼻祖"华佗曾发明了麻沸散，用麻沸散酒服进行全身麻醉后，进行死骨剔出术和剖腹术，使中国的药物麻醉领先于西方 1000 余年，可惜的是麻沸散的配方失传至今无解，研究表明其主要成分可能为曼陀罗花。同时历代医家还意识到消毒对手术成功的重要性，如唐代蔺道人所著的《仙授理伤续断秘方》对开放性骨折采用经煮沸消毒的水冲洗污染的伤口和骨片，皮破之处必用清洁的"绢片包之"，"不可见风着水"。宋代东轩居士所著的《卫济宝书》在"打针法"中提出对所制作的刀、钩等外科手术器械要用"桑白皮、紫藤香煮一周时，以紫藤香末藏之"，这是世界上较早的对外科手术器械煮沸消毒并用药物灭菌贮藏备用的文字记载。

中医外科学经过千年历史的积淀，形成了完善的治疗体系，在今天仍然应用广泛。如中药冲洗灌注加药捻疗法治疗感染、外伤和术后等形成的窦道或瘘管效果颇佳，中医切开扩创法加拖线法尤适用于治疗浆细胞性乳腺炎，切开挂线法治疗高位肛瘘和硬化注射法、套扎法治疗内痔效果显著等。而在当今以西医外科为主流的情况下如何发挥出中医外科传统的特色和优势，使中医外科的治疗思想和理论体系得以薪火相传，在中西医结合的道路上更进一步，是我们仍需思考和实践的课题。

第三节　长生不老的传说——炼丹与制药

炼丹，是中国古代方士的术语，也是道教的法术之一。"丹"即"丹砂"，原指将朱砂放于炉火中烧炼，故称为炼丹。而"炼丹术"一词是古人为求"长生"而炼制丹药的方式，中国是最早出现炼丹术的国家。炼丹术被称为原始化学，可分为外丹和内丹。外丹，是指以丹砂、铅、汞等天然矿物石药为原料，用炉鼎烧炼，以制出服后"长生不老"的丹药。人们通常所说的炼丹术，往往习惯上指的就是外丹。内指身体内部，丹指小而圆的精神意识产物。内丹，是通过内炼以求养生延年长生久视的一种修养方式。

炼丹术萌芽于春秋战国时期，在《山海经》与《战国策》中便有神仙和不死药的记载。如《山海经》记载有轩辕国，不寿者八百岁，寿者数千岁。自战国诸王开始大规模求仙问药之后，到秦始皇统一六国，遣方士徐福率童男童女数千人求仙丹，结果"今闻韩众去不报，徐福等费以巨万计，终不得药，徒奸利相告日闻"。

西汉时期，《史记·封禅书》记载，汉武帝的炼丹家李少君曾向汉武帝刘彻进言："祠灶则致物，致物而丹沙可化为黄金，黄金成，以为饮食器则益寿，益寿而海中蓬莱仙者可见……"刘彻派人赴蓬莱取丹以求长生不老。在《淮南子》和《淮南子万毕术》二书中还可发现一些关于炼丹的原料，如丹砂、汞、铅、曾青等的记载。到了东汉，炼丹术进一步发展，并且与新兴的道教结合，借用道教关于长生、神仙等宗教说教为理论工具，使得炼丹术有了更广泛的基础。当时最著名的炼丹家魏伯阳（100—170）撰著的《周易参同契》是世界上现存最早有关炼丹的著作，被称为"万古丹经王"。这部书把《周易》里的"卦象"与道家哲学思想相结合，作为炼丹的理论基础，基本记载了汞和铅的一些化学性质、化学反应、提炼方法，以及黄金的不稳定性、多种金属可制成合金等。该书还论述了"还丹"对人体所起的生理效应，如丹砂治身体五脏百病，杀精魅邪恶鬼，久服通明不老，能化汞；水银熔压还复为丹，久服神仙不死；空青久服轻身延年，不老，能化铜、铁、锡作金；曾青久服轻身不老，能化铜；石胆炼铒服之，不老，久服增寿神仙，能化铁为铜，成金银；太一禹余粮久服耐寒暑不饥，轻身，飞行千里，神仙等。

晋代的葛洪是我国古代在炼丹方面卓有成就的炼丹家之一，自幼喜好神仙道养之法。葛洪的从祖父葛玄（164—244）曾是三国时期吴国的著名道士，师从大道学家左慈（155—220），受太清、九鼎、金液等丹经，于合皂山（今江西樟树境内）修道。葛洪受上祖道教思想的熏陶，因而立志继承祖业。起初，葛洪师从于他从祖父的弟子郑隐学习炼丹，后又结识了炼丹术家鲍立，拜其为师，旨在精益求精。《晋书》葛洪传里记载他是"博闻深洽，江左绝伦，著述篇章富于班马"。他的著作很多，与医药有关的著作有《金匮要方》《肘后备急方》《抱朴子内篇》等。葛洪研究炼丹术基本是从道人求仙的思想出发，指出只有服了其"金丹"才能长生久视而成神仙。他曾说过："不得金丹，但服草木之药及修小术者，可延年迟死耳，不得仙也。"他的著作对后来道教的发展有巨大的影响，葛洪在道教的发展和炼丹术的传播方面发挥了很大的作用。

《抱朴子内篇》是魏晋神仙道教的代表作，也是集魏晋道教理论、方术之大成的重要典籍。其中"金丹""仙药""黄白"三卷较集中地讨论了制炼金银及丹药。书中还记载了不少烧丹炼汞的实验方法、炼丹设备及丹方等化学知识。例如"丹砂烧之成水银，积变又还成丹砂。"再如："取雌黄、雄黄烧下其中铜，铸以为器，覆之三岁淳苦酒上，百日，此器皆生赤乳，长数分。"这里的雌黄指的是三硫化二砷，雄黄是二硫化二砷，它们加热后都能升华，而得到的"赤乳"即升华后的结晶体。葛洪除了用汞、硫化汞、铅、砷化合物等以外，还用了许多不是很纯的化合物如胆石、硝石、寒羽湟（石膏）、赤石脂、矾石、磁石、云母、卤盐等作为炼丹的原料，从而使炼丹术本身积累了许多化

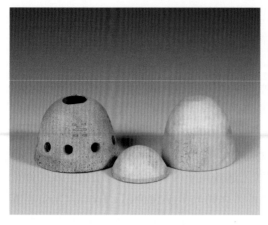
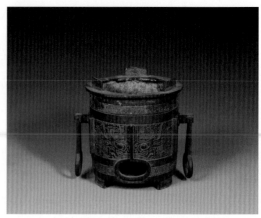

阳城罐（清代）　　　　　　　　　　　　　炼丹炉（明代）

学知识，丰富了丹药的内涵，对促进制药化学的贡献是毋庸置疑的。

陈寅恪曾说："本草药物之学出于道家。"代表道家思想的《淮南子·修务训》载："古者，民茹草饮水，采树木之实，食蠃蛖之肉，时多疾病毒伤之害，于是神农乃教民播种五谷，相土地宜，燥湿肥硗高下，尝百草之滋味、水泉之甘苦，令民知所避就。当此之时，一日而遇七十毒。"由此可知，道家知识系统与本草学领域有着千丝万缕的关系。

中国最早的本草学专著《神农本草经》载药365种，其中有植物药252种，动物药67种，矿物药46种。凡药共分三品，22种矿物药被列为上品，占总矿物药约半数，具有"轻身延年，久服不死"的功效，很多本草典籍都将金石药置于分类之首，足见本草学对金石无机矿物的重视。同时此22种金石类药物在道教神仙典籍及炼丹著作也中被广泛使用，即所谓"五金八石"。炼丹术发展之初，金石类矿物药即受丹家青睐，盖与炼丹术士"服金者寿如金，服玉者寿如玉""金丹之为物，烧之愈久，变化愈妙。黄金入火，百炼不消，埋之，毕天不朽""虽呼吸道引，及服草木之药，可得延年，不免于死也。服神丹令人寿无穷已，与天地相毕，乘云驾龙，上下太清"等此类观念的影响有关。炼丹药物的选择同时也受传统中医本草学的影响。

炼丹术不仅奠定了丹药制作乃至药物化学的基础，还对中药炮制起到了重要的影响。《神农本草经》中记载的"金石药"也就是矿物药都需"炼饵服之"。南北朝刘宋时的雷敩著《雷公炮炙论》一书，其书中系统地总结了公元5世纪以来的中药修治、加工炮制方法。由于雷敩是道学之士，受当时的炼丹服食之风的影响，其相关内容也就自然而然地表现在他的著作中，如对丹砂、水银、云母、石钟乳、胆石等的炮制方法的复杂程度与炼丹过程大有雷同之处。

从道家的炼丹术到沿用至今的丹剂，可见其对中药学发展的贡献。因此，炼丹术是

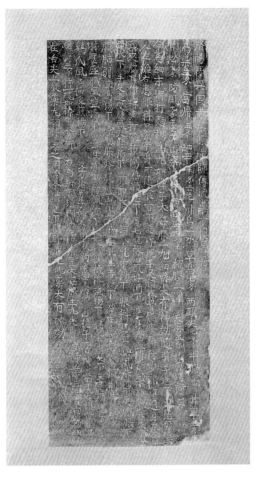

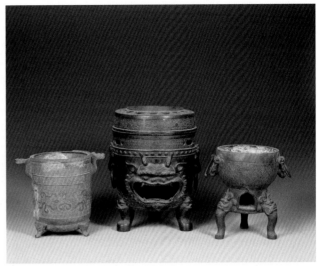

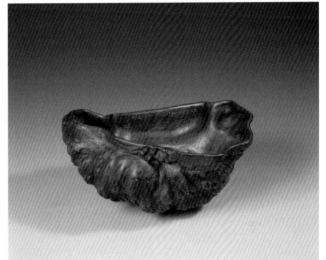

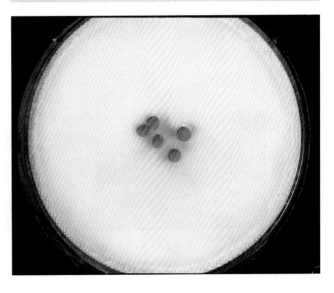

（左） 洛阳兴国寺无际禅师流传换骨丹药方
石刻拓片

（右上） 炼丹炉（明代）

（右中） 木瓢（明代）

（右下） 南京象山出土的丹丸（晋代）

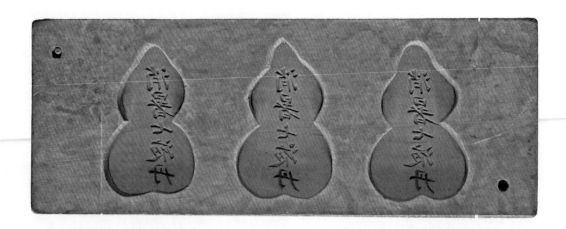

曹氏木制制药印模（1）（民国时期）

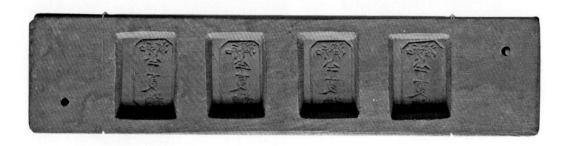

曹氏木制制药印模（2）（民国时期）

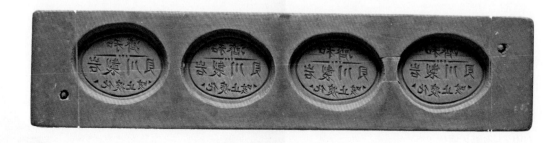

曹氏木制制药印模（3）（民国时期）

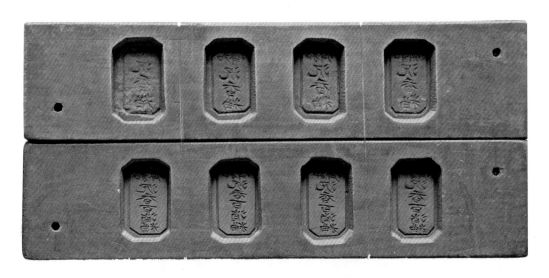

曹氏木制制药印模（4）（民国时期）

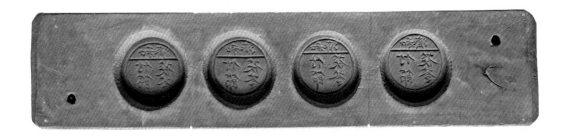

曹氏木制制药印模（5）（民国时期）

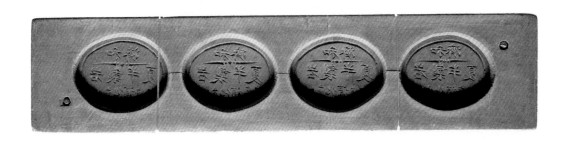

曹氏木制制药印模（6）（民国时期）

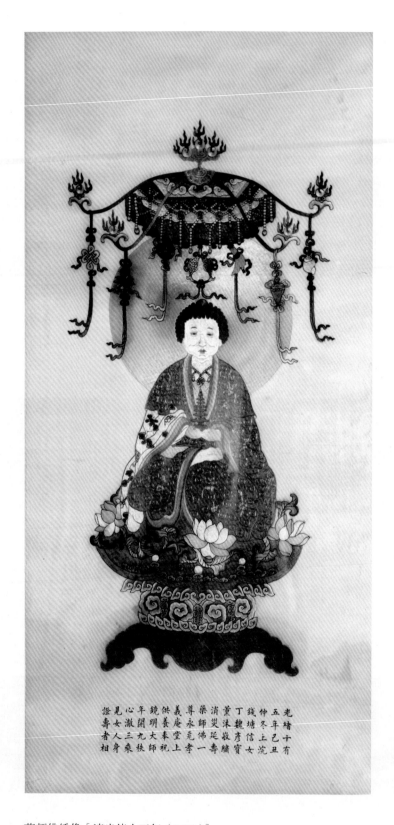

药师佛绣像［清光绪十五年（1889）］

现代制药化学的先河，为制药化学的发展奠定了基础。

第四节 太医署——国家创办医学院校

一、太医署的由来

古代医学教育的模式主要是师徒传授或家传，包括父子、私塾。汉代时采取选举的方法，从民间选取良医为统治者服务，没有专门的医学教育机构。南北朝时期始建太医署，其名首见于南北朝刘宋时期，是我国古代医疗和医学教育机构的雏形，隋唐时期臻于完备。

两晋南北朝时，太署（包括医署）是全国最高的医政管理与医疗保健机构。医署在西晋时隶属于宗正（指朝廷掌管皇帝亲族或外戚勋贵等有关事务之官），东晋及南朝各代，太医署隶属于门下省（负责审核政令的中央政府机构），相沿 200 多年。南朝时，宋武帝刘裕重视教育，认为"古之建国，教学为先"，要求"弘振国学"。其后宋文帝刘义继承皇位，他也关心教学，当时太医令秦承祖曾在公元 443 年向皇帝建议，要求建立官办的医学校，于是第一个由国家建立的医学校产生了。其规模不大，持续时间不长，却开创了官办学校的先例，可以认为秦承祖是中国最早提出创办医学教育和从事医学教学实践的人。

二、隋代太医署

隋代开始注重兴办医学教育，更设置"太医署"作为全国最高的医学教育机构以传授医学生。巢元方就是隋大业年间太医署博士。据《隋书》记载，太医署有主药 2 人、医师 200 人、药园师 2 人、医博士 2 人、助教 2 人、按摩博士 2 人、咒禁博士 2 人。太医署的良师、医正、医工负责承担教育与训练医学生的同时，必须参与医疗工作，而且参加医疗工作所取得的成绩将作为医学教育课程考试的依据。兽医博士及其随员还要培养兽医方面的人才。专业设置方面，当时医和药已经分工。医学方面，主要由三类不同的专业分工所组成：医科、按摩科和咒禁科。医科主要负责疾病的防治；按摩科主要由按摩博士和按摩师教授导引方法；咒禁科的主要职责是用咒禁拔除邪魅鬼祟以治疾，由咒禁博士教授学生宗教的仪式和符咒，以及一些民间疗法。药学方面，药物的收采种植、炮制贮存主要由药园师和主药负责，以备使用。隋代的"太医署"已具备一定规模，但作为正规学校来说尚欠完善，所以只能算是医学校的初级阶段。隋代太医署存在的时间虽然很短，但为唐朝的医学教育奠定了基础。

三、唐代太医署——影响深远的国家医学校

唐代承袭隋制，于公元 624 年在京都长安建立"太医署"，并在规模上远超前代，

成为我国医学史上影响最大、由国家创办的医学校。唐代太医署兼具医学教育与医疗多重职能，包括行政、教学、医疗等。医药行政人员就达 340～380 人，可见规模之大、组织之严密。

（一）机构设置上医学与药学有所不同

唐代太医署将教学机构正式分为医学部及药学部。医学部有医师、医工、医生、典药、医博士等不同级别的教学人员。"医师二十人，医工百人，医生四十人，典药二人"，另外还有医博士和医助教，加在一起一共 164 人。

药学部虽然没有医学部大，但也有一定规模。药学部教育由府 2 人、史 4 人、掌固 4 人组成，主要负责掌管药物及文书。药园由主药 8 人、药园师 2 人、药园生 8 人、药童 24 人组成，负责种药、采药、制药，各有职责。药学教育由药园师传授知识，并指导学生栽培药物。唐代太医署的药园设置具有很大的进步性。

（二）医学生的"填报志愿"

唐代太医署的医学教育分为四科，即医科、针科、按摩科、咒禁科，由博士统管本科教学，医科、针科设助教辅导教学。四科均设有不同的教学人员，医师、医工负责指导医疗实习工作。其中医科的师生人数最多，是四科当中的一门大科。另外，医科还设"典学"，掌管抄录课业。医科的考试及录用医生的方法完全遵照国子学的制度实行。医科的学生在进入学校之后，首先要学习各科的基本课程，由博士、助教给他们上课。教材包括《黄帝内经·素问》《脉经》《针灸甲乙经》等，为的就是使学生能够从基础理论学起，掌握中医的基本理论，打下良好的基础之后再继续学习其他各科。医科又分为体疗、疮肿、少小、耳目口齿、角法 5 个专业。其中体疗属于内科，修业年限最长，需 7 年。该科学生数量最多，占太医署医学生总数的一半。宋以后，内科称为大方脉，并一直沿用至清末。疮肿指外科，即疮疡溃疡之疾。耳目口齿为五官科，从宋代始，耳目口齿科逐渐划分为若干个独立的小分科。角法是一种外治法，也就是后来的拔罐疗法，是以杯罐作为工具，借热力将其中的空气排去从而产生负压，使杯罐吸着于皮肤之上，从而对皮肤造成瘀血现象的一种疗法。

针科：分为"针博士一人，从八品上；助教一人，针师十人，并从九品下。掌教针生以经脉、孔穴，教如医生"，加之"针工二十人，针生二十人"，共有师生 52 人。针科的重点虽然是学习针灸，但培养方法与其他医科学生一样，首先要学习中医的基本理论，之后再学习针灸的各种操作手法。

按摩科：隋唐时期，按摩科取得快速发展，成为"太医署"中的四大科之一。按摩科设按摩博士，专门负责按摩科的教学任务和培训按摩生。按摩医师通过在太医署受教学习，再经过临床实习才有资格独立从事诊疗活动。因按摩疗法既可强身健体，又可接骨，故而推动了按摩疗法的盛行。

咒禁科：咒禁科是太医署四科中规模最小的。《唐内典》记载："咒禁博士一人，从九品下。隋太医有咒禁博士一人，皇朝因之。又置咒禁师，咒禁工以佐之，教咒生也。咒禁博士掌教咒禁生，以咒禁祓除邪魅之为厉者。有道禁，出于山居方术之士。有禁咒，出于释氏。"咒禁科设立咒禁博士和咒禁师，教授咒禁，使咒禁生掌握用咒禁来拔除邪魅鬼祟以治疾病的方法。

（三）医学生的来源

在学生入学顺序上，唐代太医署有如下规定：一是需要具有世袭医学职务、药师称号的人员；二是三代以上以医为业的世袭之家；三是采录庶人 13 ～ 16 岁中的聪慧者，通常挑选五品以上官员的子弟。此外，对于八品以上官员子弟中资质出众者，亦可破例录用。

（四）学生最关心的事——考试

唐代太医署有严格的考试制度。学生入学时"考试登用如国子监"，入学后，要求每个月、每个季度、每年都须进行考试。根据考试成绩好与坏，赏罚分明："若业术过于现任官者，即听替补；其在学九年无成者，退从本色。"这样做的目的在于衡量学生的质量，从而及时发现人才，进行提拔或是淘汰。这种考试不局限于考核学生，太医署中的医师、医生、医工也要定期进行考试，并且将在行医过程中对患者的治疗效果、治愈患者的数量、患者的满意度等作为考核依据。

唐代兴办的"太医署"，对后世医学教育产生了深远的影响，为其后各朝代的医学教育发展积累了丰富的经验。后世的医学教育设置基本依照唐代太医署模式而建立，为我国古代医学教育的发展与医药学水平的提高奠定了良好的基础。欧洲最早的医学校是意大利萨勒诺医学校，成立于公元 872 年，较之唐代太医署晚了 200 多年。

第五节　大医精诚——医学百科《千金方》

《千金方》是《备急千金要方》和《千金翼方》的简称，为唐代孙思邈所撰。

《备急千金要方》30 卷，成书于唐高宗永徽三年（652）。孙思邈认为"人命至重，有贵千金，一方济之，德逾于此"，故书名以"千金"命名。其内容包括习医、精诚、理病、诊候、处方、用药等一般性论述，以及妇人方、少小婴孺、七窍病、风毒脚气、诸风、伤寒方、脏腑病方、消渴、淋闭、尿血、水肿、疔肿痈疽、痔漏、解毒并杂治、备急、食治、养性、平脉、明堂、孔穴等，共计 232 门，载方 5300 首。

《千金翼方》30 卷，成书时间比《备急千金要方》晚 30 年，是《备急千金要方》的续编。由于二书互为"羽翼"，故孙思邈将此书取名为《千金翼方》，内容包括药录纂要、本草、妇人、伤寒、小儿、养性、辟谷、退居、补益、中风、杂病、万病、飞炼、

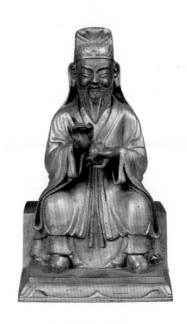

孙思邈鎏金铜像（明代）

疮疡、色脉、针灸、禁经。

一、医德思想

《备急千金要方》中有"大医习业"和"大医精诚"两篇有关医德的专论，强调了医家的医德，且对患者要不分贫富贵贱，一视同仁，"凡大医治病，必当安神定志，无欲无求，先发大慈恻隐之心，誓愿普救含灵之苦。若有疾厄来求救者，不得问其贵贱贫富，长幼妍媸，怨亲善友，华夷愚智，普同一等……如此可为苍生大医，反此则是含灵巨贼"。

此外，孙思邈有强烈的社会责任感，竭力反对自晋以来追求长生不老而滥服"五石散"的社会流俗，指出"宁食野葛，不服五石，明其大大猛毒，不可不慎也。有识者遇此方，即须焚之，勿久留也"。孙思邈告诫，作为医生，"胆欲大而心欲小，智欲圆而行欲方"，认为医生诊治疾病既强调小心翼翼，周密谨慎，又要大胆果断，毅然能决。孙思邈所倡导的医德，反映了人道主义精神，而这些基本的医疗道德准则，至今仍具有重要的现实意义。

二、临证各科

（一）妇产科

孙思邈将妇婴病诊治列于卷首，重视妇婴疾病的防治和护理，具有"崇本之义"。

《备急千金要方》所记载的妇产科病包括求子、妊娠、产育、产后、虚损，以及经、带、癥瘕诸病。《千金翼方》除对上述各种疾病补充论述外，还载有"妇人面方"，即古代妇女美容法。在"求子"篇中，孙思邈指出凡不能生育者，男子多由于"精气衰少"所致，可用七子散、庆子散等方治疗；女子多由于虚羸百病，如下焦三十六疾等，可用承泽丸、大黄丸、白薇丸、秦椒丸等方治疗。在"妊娠"篇中，孙思邈指出妇女孕期宜居处简静，并宜"调心神，和性情，节嗜欲，庶事清静"。对妇女临产护理，孙思邈认为，"凡欲产时，特忌多人瞻视，惟得三二人在旁侍总，产讫乃可告语诸人也"。孙思邈引用了北齐徐之才的《逐月养胎方》，阐明了妊娠过程的生理、病理、难产、子痫、死胎、胞衣不出、坠胎、断产、下乳、恶露、崩中和月经不调等妇产科病的原因和治法。孙思邈关于妇产科疾病的论述对后来发展成专科有一定的影响。

（二）小儿科

《备急千金要方》所讨论的有关少小婴孺问题，包括变蒸、择乳母法、初生出腹、惊痫、伤寒、咳嗽、癖结、痈疽、瘰病以及小儿蛲虫病、遗尿等各种杂病。《千金翼方》补充《备急千金要方》，对小儿的生理和五官科杂病论述颇为详细。如对小儿初生"先以绵裹指，拭儿口中及舌上青泥恶血，此为之玉衡。若不急拭，啼声一发，即入腹成百病矣"，这一见解颇为独到。

对于小儿衣着，"小儿始生，肌肤未成，不可暖衣，暖衣则令筋骨缓弱，宜时见风日，若都不见风日，则令肌肤脆软，便宜中伤。皆当以故絮衣之，勿用新绵也"。对于小儿保健，"凡天和暖无风云之时，令母将儿于日中嬉戏，数令见风日"。对于小儿哺乳，"凡乳儿不欲太饱，饱则呕吐。每候，儿吐者，乳太饱也，以空乳乳之即消"。其对于小儿窒息的处理、断脐法及小儿皮肤病的大量记载也都切合实际，乃至对宋代钱乙《小儿药证直诀》有一定的影响。

（三）传染病及杂病

孙思邈对张仲景的《伤寒论》十分推崇，认为《伤寒论》要意有三种："一则桂枝，二则麻黄，三则青龙，此之三方，凡疗伤寒不出之也，其柴胡等诸方，皆是吐、下、发汗后不解之事，非是正对之法。"他首先将太阳病分为桂枝、麻黄、青龙、柴胡、承气、陷胸等证和杂症，其次依次论述阳明、少阳、太阴、少阴、厥阴，归纳伤寒治疗的宜忌，列举忌汗、宜汗、忌吐、宜吐、忌下、宜下、忌温、宜温、忌灸、宜灸等，然后再论述汗、吐、下后病状，使学者更容易得其要领。书中还记述了预防传染病的方法，如井水消毒、空气消毒和用雄黄、朱砂作为消毒药品，预备成药以备急需所用等。

对于杂病的论治，孙思邈重视脏腑辨证，他将多种疾病分属五脏六腑十一门进行论治，如胸痹属心，吐血属胆，咳嗽、痰饮属于大肠，坚癥积聚属肝。孙思邈在一些具体病证上也有较深的认识，如正确描述了消渴与疖痈的关系，指出预防消渴病并发化脓性感染的重要性，又如水肿病应忌盐，晚期水肿可用活血化瘀法治疗。

（四）骨伤科

《备急千金要方》中有"被打"一门，专门论治跌打损伤。在这一门中，孙氏首创用人尿灌肠抢救"被打损……堕落马车，及车碾、木打已死者"；介绍了用炒葱白热敷止痛，以及用炙肥猪肉或新鲜羊肉外敷止痛；主张用烧烙法处理伤口出血；推崇葛洪创造的小夹板局部固定骨折疗法以及诊治骨折脱位和整复下颌关节脱位的经验；介绍了骨伤科功能锻炼的方法——"老子按摩法"。

（五）食疗与营养学

孙思邈很重视食疗，《备急千金要方》中有"食能排邪而安脏腑，悦神爽志，以资血气。若能用食平疴释情遣疾者，可谓良工"，"安身之本必资于食"，"不知食宜者，不足以全生"。他指出"夫为医者，当须先洞晓病源，知其所犯，以食治之，食疗不愈，然后命药"，强调食疗必须洞悉五味损益，饮食不能过多过饱，饱食过多则结积聚，渴饮过多则成痰癖。在季节与饮食方面，孙思邈认为夏至以后、秋分以前勿进食肥浓羹、臛酥油酪等，书中还论述了154种五谷杂粮、瓜果蔬菜、鸟兽等食物对人体的利弊和防治疾病的作用。比如用动物肝脏防治夜盲症、用海藻、海蛤等防治瘿病，常食谷白皮煮米粥预防脚气病，这些认识与现代的研究结果都比较吻合。

（六）中药与方剂

孙思邈重视采药的时间和药物炮制方法，认为"夫药采取，不知时节，不以阴干，曝干，虽有药名，终无药实。故不依时采取，与朽木不殊，虚费人工，卒无裨益"。《千金翼方》载药800多种，其中记述了238种药物的采集和炮制，并补充了许多治疗方法，丰富了药物学的内容，开创了药物按功效分类的方法。孙思邈重视道地药材，认为采药必须弄清产地，故书中记载了133个州所产的519种道地药材。由于孙思邈对药物发展的巨大贡献，被后世尊为"药王"。

《千金方》搜集保存了大量古方和当时流行的许多验方，使之得以流传后世，成为后世医家常用的名方，如犀角地黄汤，大、小续命汤，紫雪丹等，也有被后世应用化裁而发展为新方。其中也有许多单方、验方对某些疾病具有很好的疗效，如以瓜蒌为主治疗消渴的药方等。《千金方》对仲景方多有研究和发展，如仲景的当归羊肉汤，孙氏将其演变为羊肉汤、羊肉当归汤、羊肉杜仲汤、羊肉生地黄汤等。

《千金方》是唐初最有代表性、对后世影响最大的医学巨著，其内容精深，所论范围博大，不愧为杏林瑰宝。

第四章

生生之学　尽善尽美

印刷业和航海业的发展，为医药学的发展创造了有利条件。东南亚大量香料药物的输入，丰富了我国的医药学。王惟一设计铸制的两具针灸铜人载入医学发展的史册，"不为良相，则为良医"的社会价值观促进了儒医的诞生。

第一节　中国气派——"国礼"针灸铜人

打通任督二脉，点死穴，点哑穴，大概我们最初都是通过武侠书和武打片了解人体经络和穴位的名称及作用的。其实，针灸是中医理论中重要的组成部分之一，而历史上关于针灸教学模型的探索和实践则从北宋时期就开始了。

上海中医药博物馆二楼展厅陈列着两具针灸铜人，一大一小，对相呼应。针灸铜人即中国古代的针灸教学模型，是用青铜等浇铸而成的人体经络腧穴模型。针灸铜人不仅是古人智慧的结晶，还承载着厚重的历史。

中国医学史上，第一座针灸铜人是北宋王惟一主持设计制造的，称天圣铜人。公元1026年，宋仁宗诏命医官王惟一编著的《新铸铜人腧穴针灸图经》刊行，这是一部由政府组织编写的针灸学专著。王惟一在著书过程中，同时主持设计制作了两座针灸铜人。北宋天圣五年（1027），针灸铜人铸成。这两座针灸铜人是"作为中国第一个针灸经穴国家标准的重要载体出现的"。一座置于汴梁相国寺仁济殿内，一座置于汴梁医官院。明代针灸铜人是明英宗诏命仿北宋天圣铜人重新铸造的，于明正统八年（1443）制成，称正统铜人，藏于明太医院。清沿用明制，针灸铜人仍收藏在太医院。清光绪二十六年（1900）八国联军入侵，针灸铜人被俄军掳掠到俄国。关于这段历史，清末光绪年间太医任锡庚所写的《太医院志》有记载："太医院署药王庙香案前立有范铜之铜人，周身之穴毕具，注以楷字，分寸不少移，较之印于书绘于图者，至详且尽，为针灸之模范，医学之仪型也。铸于明之正统年，光绪二十六年联军入北京，为俄军所有。"

小铜人则是上海中医药博物馆的镇馆之宝，是清代的御制品。针灸铜人的体表有经络与穴位，全身有穴位580个。其暗铜色，实心，身高46cm，宽22.8cm，厚16cm。

吴谦（1689—1748），字六吉，安徽歙县人，宫廷御医，乾隆时为太医院院判。吴谦是清雍正、乾隆年间的名医，曾任太医院右院判。清乾隆四年（1739），乾隆诏令编纂医书，命吴谦、刘裕铎为总修官。编撰中，不仅选用了宫内所藏医书，还广泛征集天下新旧医籍、家藏秘籍和世传良方。清乾隆七年（1742），医书纂修完成，乾隆帝赐名为《医宗金鉴》。自清乾隆十四年起，清太医院将《医宗金鉴》定为医学生教科书。《医宗金鉴》是乾隆帝敕命编纂的大型综合性医学丛书，作为总修官，吴谦为《医宗金鉴》的成书做出了重要贡献。吴谦认为，医经典籍以及历代各家医书存在着"词奥难明，传写错误，或博而不精、或杂而不一"等问题，应予以"改正注释，分别诸家是非"。书成后，乾隆皇帝命工匠铸造一批针灸铜人，以嘉奖所有参加编纂这部书的人员。流传至今，这批针灸铜人仅存一座。

关于铜人的收藏过程，还有一段曲折的经历。丁济民在《铜人始末》开篇写道："我在去年，有一次遇到王吉民先生，便谈起中国医史文物上的问题，王先生便说起数年之前，北平某古董铺有一铜人，据谓是某旗人世宗之物，可惜当时没有钱把它买下来，置之医史博物馆中，终觉是件恨事。"丁济民当即表示，只要该古董铺没有把铜人卖掉，他可以筹措钱款买来。王吉民先生"便写信托北平的李友松医师去访购，幸而原物犹存，但因物主离开和售价高涨的关系，几经周折，才把它买下来"，"可是在此战乱时期，交通意外困难，这一躯并不高大的铜人……觉得比搬一座山还难"。后来王吉民托朋友王顺和先生带回上海，当时正值战乱，从北平回上海途中，一路过关越卡，多遇险情，意外的费用几乎要超过铜人的原价，这些费用都由丁济民先生担负。对于针灸铜人的曲折经历和最终回归博物馆，丁济民感慨道："始于医官院，终于博物馆。"足见他对中医事业的挚爱。

1945年，针灸铜人运抵上海后，装在一个锦箱中，并附有《御制针灸像重修记》（以下简称《重修记》）一册，蝴蝶装，是光绪癸卯年福海的九世孙振声所写，封面题"光绪三十二年仲冬月"。从振声《重修记》可以看出，这一具针灸铜人收藏流传有序，由福海收领后，在他家族中传了九代，在振声手中流落到古董铺。可见，铜人的收藏是1945年由王吉民提议，丁济民出资，李友松在北京某古董铺购买，并收藏入中华医学会医史博物馆。

由《重修记》可知，装针灸铜人的锦盒外壁因年代久远已经潮湿霉变，被虫蛀蚀，绫绢已经朽烂，因此福氏九世孙振声重新装裱的是锦盒外部，按照原来的样式装潢修缮，仍用黄色绫罗装裱，并希望能够完好保存，流传后世。重新装裱的年代是清光绪三十二年仲冬月，仲冬月是农历十一月，即公元1906年12月。现在展出的装针灸铜人的锦盒内壁是清乾隆九年的原装裱，因而保留了原来的文字。在锦盒左右两侧门叶上书有文字，详细记载了编纂这部医书的经过和奖励有功人员的方法，两边均钤有乾隆皇帝的朱红色玉玺。后壁上有参加编书的诸臣职务和姓名。这座针灸铜人是"太医院院使加光禄寺卿衔臣钱斗保"颁发的，"右领官监生捐职州同加一级臣福海"收领的，斗保和福海都有签名。收领人福海当时任誊录管，是监生捐职州，除官加一级外，"特赏御制铜人像一个，医书金鉴书一部"。福海收领后的第二天到朝廷谢恩。

该铜人为女性形象，这在历史上非常罕见，特别是作为奖品颁发给有功之臣，仅此

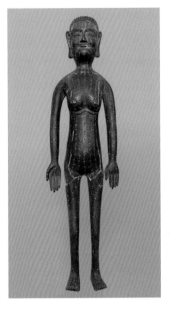

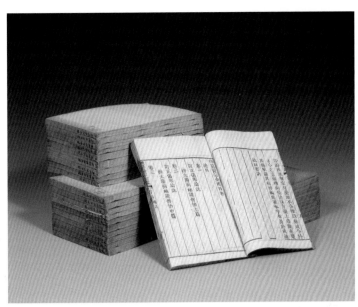

清代御制针灸铜人　　　　　　　扫叶山房版《御纂医宗金鉴》

一例，这也是封建文化的特例现象，值得研究。针灸铜人置于一个长方形锦盒内，是一老妪形象，双耳硕大，耳垂饱满，面目慈善，笑容可掬，额上有三道深深的皱纹，嘴角上扬，鼻子高耸，双目眯成弯月状。老妪右手臂手心向前，左手臂手心向背，双乳及肚脐内陷，腹部隆起，四肢瘦削，表现出了老年妇女四肢干瘦、腹部偏大的生理特征。也有人说这是孕妇形象，近期有学者认为该铜人形象与清代时满族的宗教信仰佛多妈妈有关。

2017 年年初，习近平总书记访问瑞士日内瓦世界卫生组织（WHO）总部时，仿制了国家博物馆珍藏的针灸铜人作为国礼送给 WHO。至今针灸铜人还陈列在世界卫生组织总部，成为一道具有中国特色、中国气派、中国风格的中国风景。

第二节　针灸明堂图里的"名堂"

针灸是中医学的重要组成部分之一，其内容包括针灸理论、腧穴、针灸技术、临床治疗以及相关器具，在形成、应用和发展的过程中，具有鲜明的中华民族文化与地域特征，是基于中华民族文化和科学传统产生的宝贵财富。

传说针灸起源于三皇五帝时期，相传伏羲发明了针灸，他"画八卦，制九针"，古代文献《山海经》和《黄帝内经》有用"石箴"刺破痈肿的记载，《孟子》有"七年之病，求三年之艾"之说。据当今在我国各地所出土的历史文物来考证，针灸疗法的起源就在石器时代。当时人们发生某些病痛或不适的时候，会不自觉地用手按摩、捶拍，以至用尖锐的石器按压疼痛不适的部位，而使原有的症状减轻或消失，最早的针具、砭石也由此而生。随着社会生产力的不断发展，针具逐渐发展成青铜针、铁针、金针、银针，直到现今用的不锈钢针。由于针灸理论中经络循行、腧穴定位与人体的部位形态密切相关，针灸内容可视化尤为重要，古代医家因此创造性地发明了针灸经络图谱。

古代针灸经络图谱又称"针灸明堂图"。"明堂"一词，古汉语中有四种意思：一为古代帝王宣明政教之处，如古语有云"天子坐明堂"；二为星宿名；三为风水用语；四为标明经络穴位的"明堂图"。如今走进中医医院或针灸诊所，大都能看到几幅人体经络图挂于墙壁上，这些人体经络穴位图分正面、背面、侧面等不同位置，再标明人体的经络走向和穴位位置。

经络穴位是祖先在数千年的医学实践实验中总结出来的。中医学认为"经络"是人体气血运行的道路。"经"是路径（大路）主干；"络"是网络（小路）分支；穴位是经络、脏腑在体表的反映部位。"穴"是孔隙，"位"是部位，经络和穴位遍布人的全身，内连脏腑，外络肢体，运行气血、津液，使人体成为一个统一的整体，将这些人体的部位和支干用图绘出来就是所谓的"明堂图"。

针灸明堂图具有三方面的价值。首先是文物价值。由于明堂图很多都长达1m以上，一般尺寸都较大，不如医书容易保存，因此康熙以前的针灸图谱目前存世量有限。同样重要的是针灸图谱的学术价值。每张图都是作者继承先人经验智慧的积累以及本人经验的结晶，反映了当时医生对人体的认识，对现代临床治疗仍有借鉴意义。针灸图谱定穴位比较直观，现在很多穴位的定位还是继承了古代图谱记载。第三方面是针灸图谱的艺术欣赏价值。针灸图在具有学术价值的同时，也可视为中国古代艺术品，现代很多针灸和中医诊所挂有针灸图，在某种程度上也起了一定的医学人文文化环境的作用。

纵观我国针灸发展史，针灸明堂图的绘制随时代不断进步，不同时期的图谱具有不同的特点。

1990年，在我国敦煌出土的古代医学卷子中，见到三片针灸腧穴文献残页，经考证确认是《黄帝明堂经》的一种古传本，其中图文相间的针灸明堂图保存最为完整，绘制年代为唐咸通年间。其残卷保存一正面人形的上半身图，并存有一部分穴名、部位、主治和灸壮等内容。而在图的正中、面首的正上方写着"明堂"二字，这是所有已知考古发现和古医籍中以"明堂"两字与腧穴图对应记录的最直接有力的实物证据，也是目前已知中国存世最早的明堂图。

孙思邈在《备急千金要方》中说"夫病源所起，本于脏腑，脏腑之脉，并出手足，循环腹背，无所不至，往来出没，难以测量，将欲指取其穴，非图莫可备预之要"，指出了针灸图谱的重要性，并创新绘制了彩色的"明堂三人图"，"其十二经脉，五色作之，奇经八脉以绿色为之"，将正经和奇经八脉用不同颜色分开表示。值得注意的是，孙思邈所绘明堂人形尺寸采用的是《明堂经》"七尺六寸四分"，而不是《灵枢经》的

"七尺五寸"，并注明其所用尺度为夏家小尺。孙思邈这一绘图体例对于随后的唐代王焘以及宋以后的明堂铜人图的演变产生了深远的影响。孙思邈的原图没有流传下来，今天已经很难精确考察其腧穴定位的详情，然而从传世不同版本的"明堂三人图"的腧穴排列次序（结合《千金翼方》《外台秘要》《医心方》《铜人腧穴针灸图经》等）中依然能获得一些重要信息。另外，孙思邈"明堂三人图"与唐以前的明堂图一样，只是四肢部腧穴按经排列，其他部位腧穴不按经排列，也就是说此时的明堂图中还没有出现完整的连接十二经或十四经穴的经穴连线。

宋代针灸学家王惟一于公元1026年编成针灸专著《新铸铜人腧穴针灸图经》，绘制经脉腧穴图。此后，各代医学家都非常重视针灸图谱的作用。为了更加直观地帮助准确定位腧穴，针灸著作中多附有绘制的针灸图谱。明代汇编性的针灸著作主要有徐凤的《针灸大全》、杨继洲的《针灸大成》、张介宾的《类经图翼》等。这一时期同时出版了大幅明堂图，如镇江府刻印的《铜人明堂图》、丘浚雕版的《明堂经络图》、赵文炳雕版的《铜人明堂之图》。赵文炳是明代河北任县人，隆庆年间科考中举，万历年间巡按山西。据《针灸大成》序，赵文炳得了痿痹，请了不少医生吃了不少药，但都没有什么效果。等到从京都请来杨继洲，扎了三针病就好了。杨继洲出示《玄机秘要》给他看，他感到杨继洲"术之有所本"，于是决定扩充内容，刻版刊行。赵文炳考虑到经图相为表里，无经不能察脏腑之病源，无图不能知孔穴之所在，于是又取南京、北京两都的版印铜人图，考证穴道，并用阴图阳图分别脏腑，刻印《铜人明堂之图》与《针灸大成》同时发行，以期"一展阅间，而经络条分缕析，了然在目，针灸中穴，厥疾无不瘳者，于医道不无小补"。这套图有经有穴，以阴图阳图以别脏腑，保存了珍贵的经穴资料，为经穴图的发展与完善做出了贡献。

此外，针灸明堂图和针灸铜人图之间也存在着差异。针灸铜人是明堂腧穴图由文字到人身模型最直观化、立体化的表达方式。但根据古籍文献对明堂图的记载、收录情况，经图示比较后可知：一是形制上的差异，即有大尺幅的挂图和插图或附图的不同；一是内容上的差异，即全身总穴图和局部穴图的差异。铜人图是根据铜人绘制，经考最早根据针灸铜人绘制全身腧穴图的是石藏用，而明堂图主要是根据"明堂"腧穴文献绘制。判定明堂图与铜人图的方法有两个：一个是铜人图是以铜人为原型绘制的，是临摹图，因此从特定角度的人形图上只表现特定的穴，而明堂图是一种示意图，不受此限制，可以在正人图上表现全部的六阴经穴，在伏人图上表现全部的六阳经穴；另一个是如果铜人上的腧穴没有经穴连接线，那么以此为模型的铜人图中的腧穴连接次序会与明堂图会有差别。

针灸明堂图与针灸铜人一样，都记载和见证了中医针灸学的发展轨迹，也受到历代医家的重视。明堂图在创新精神的指导下不断演变，促进了针灸学的理论和临床不断发展。

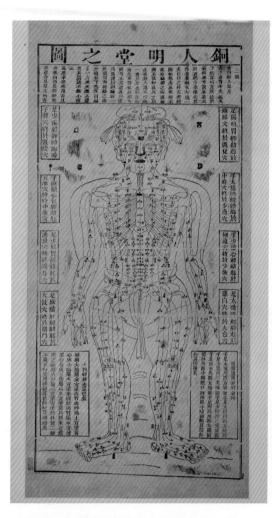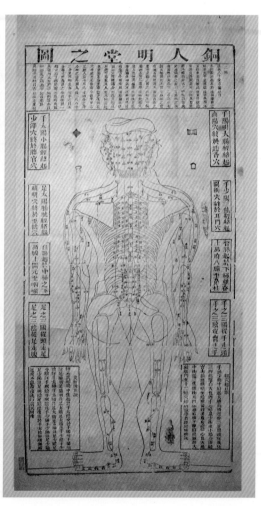

（左）　铜人明堂之图（1）［（清康熙四年（1665）］

（右）　铜人明堂之图（2）［（清康熙四年（1665）］

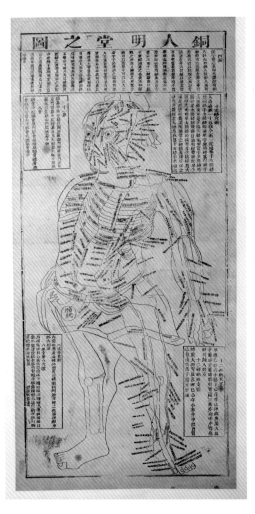
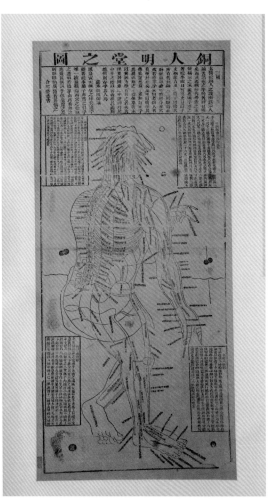

（左）　铜人明堂之图（3）〔（清康熙四年（1665）〕

（右）　铜人明堂之图（4）〔（清康熙四年（1665）〕

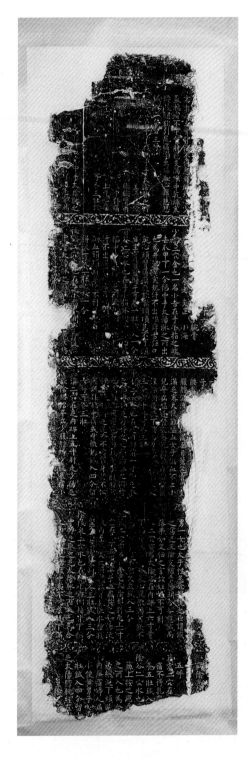

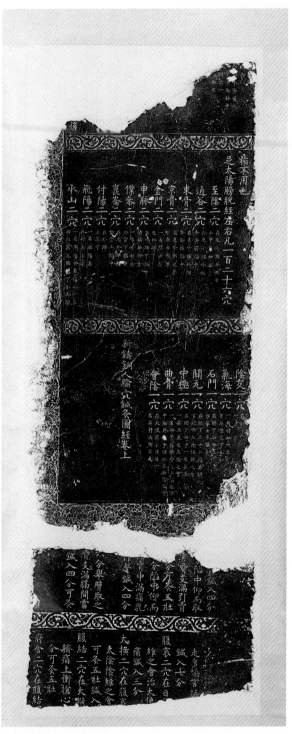

（左）《新铸铜人腧穴针灸图经》残石拓片（1）（宋代）

（右）《新铸铜人腧穴针灸图经》残石拓片（2）（宋代）

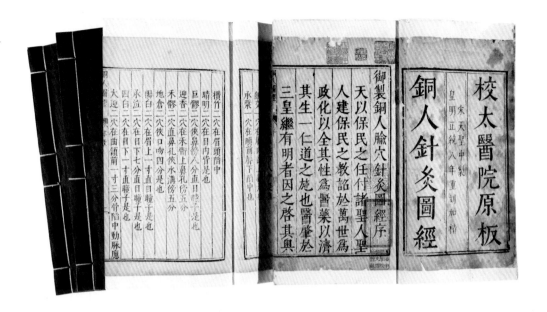

《铜人针灸图经》

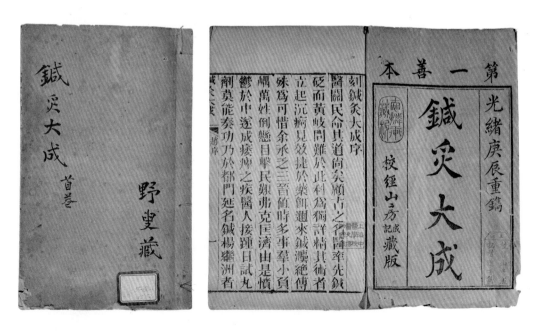

《针灸大成》

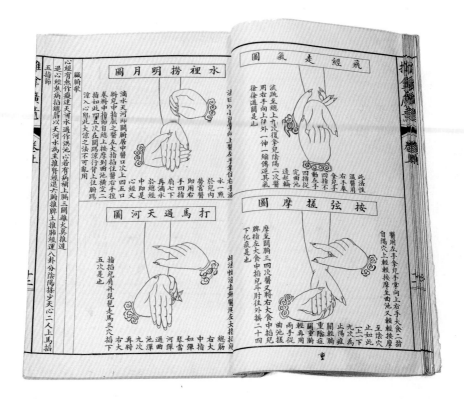

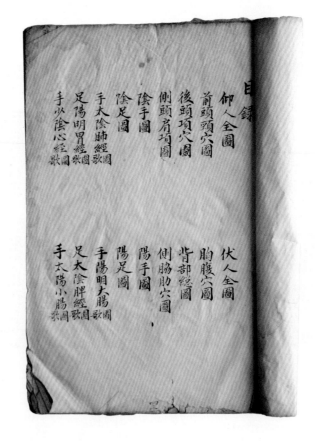

（上）《小儿推拿广意》

（下）凌云《经学会宗·图歌篇》
抄本（1）

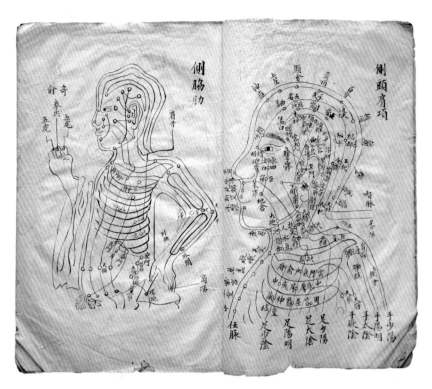

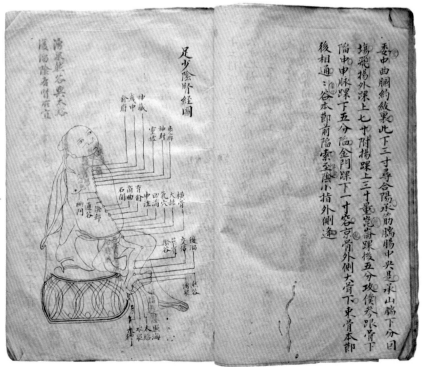

（上）　凌云《经学会宗·图歌篇》抄本（2）

（下）　凌云《经学会宗·图歌篇》抄本（3）

第三节 "日月星辰"与古代行医工具

中医文物既是中医学数千年产生、发展历程中的物化见证，也是博大精深的中国传统文化的组成部分，它从侧面反映出中国传统文化的悠久历史和独特性。从中医发展的历史过程来看，古代中医行医工具也蕴含着丰富的文化内涵和独特的职业意蕴。

上海中医药博物馆藏品中的脉枕、串铃、药箱和象牙印章等，都与中医药有着深厚的渊源关系，是古代中医行医的实物见证，更是源远流长、历久弥新的中医药文明的物化结晶。

中医诊断疾病讲究"望闻问切"四诊合参，脉枕是中医诊脉时的用具，用于枕手托腕。馆藏唐代黄绿釉瓷脉枕外高里低，外宽里窄，略呈如意头形，中空平底，内有泥丸，摇之铮然有声。枕面与四周施黄绿釉，净素无纹饰。枕面设边框，釉呈冰裂纹。枕底不施釉，有窑烧火焰痕，胎质较光滑细腻，色黄，含少量细沙。该瓷枕朴素大方，线条流畅，釉色稍有剥落但黄绿纯正，似应为安徽寿州窑所出之唐器。

脉诊具有悠久的历史，是中医学诊断体系中不可缺少的一部分，早在《周礼·天官·医师章》就有所记载。《黄帝内经》是我国现存最早、保存脉学内容丰富的古代医学经典，对秦汉以前的脉诊内容进行了较为全面的总结，为后世脉诊的发展及完善奠定了基础。该书规范了脉诊时的基本要求，强调医生诊脉当在清晨心神宁静之际进行，记载了30多种脉象和主病，并详细论述了三部九候诊法、人迎寸口诊法、独取寸口诊法、尺肤诊法、虚里诊法等，脉法资料丰富。晋代王叔和所著之《脉经》是我国医学史上现存第一部有关脉学的专著，该书集西晋以前脉学之大成，分述九候、寸口、二十四脉等脉法，完善了"寸口三部"与脏腑的对应关系，此外还制定了脉名与脉形的规范，归纳了浮、芤、滑、数、革、软、弱、散、缓、迟、结、代、动等24种脉象，为后世脉法的准则制定奠定了基础，可以认为是古代中医脉诊第一次完全意义上的标准化。

铜串铃是中国古代民间医生行医的工具，也叫"虎撑"或"虎衔"。上海中医药博物馆所藏之北宋铜串铃正面有八卦图案，背面有日月星辰图案。串铃内有四颗铜丸，摇动时会发出铃声。

相传"药王"孙思邈有次进山为人治病时被一只猛虎挡住了去路，但他要逃跑已经来不及了，于是拿起担草药的扁担准备搏斗。这时，他发现老虎伏在地上并不追扑他，只是张开大口猛喘粗气，眼中露出哀求的神色。出于职业敏感，他带着惊奇走近老虎，看到老虎的喉咙被一根很大的兽骨卡住。他想为老虎掏出兽骨，又怕老虎兽性发作咬断自己的手臂。正在犹豫时，他忽然想起药担子上有只铜圈，就取来放进虎口撑住老虎的上下腭，从猛虎口中顺利取出兽骨。被治愈的老虎摇动尾巴点头致谢，随后转身而去。此事传开，江湖行医的人们纷纷效仿，行医时会手握串铃，不停摇动，表示自己的医生身份。因此，古代民间医生也被称为"铃医"。

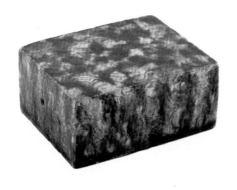

唐三彩脉枕（唐代）

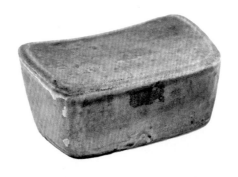

黄釉脉枕（唐代）

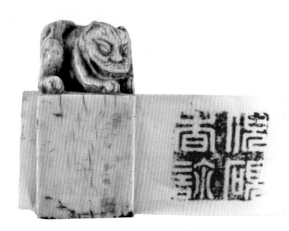

"倪砚香诊"象牙印（明代）

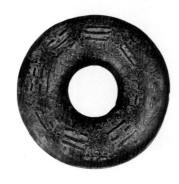

八卦铜串铃（宋代）

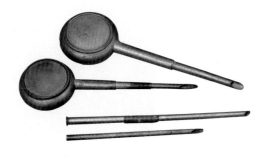

铜喷药筒（清代）

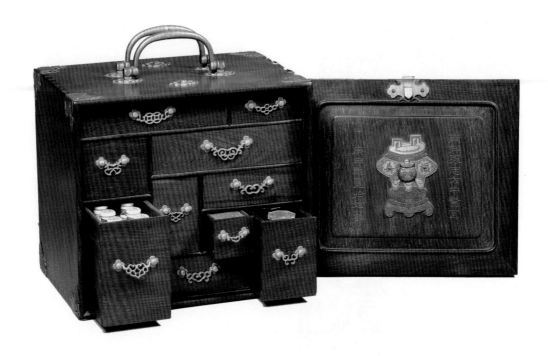

出诊药箱（1920年）

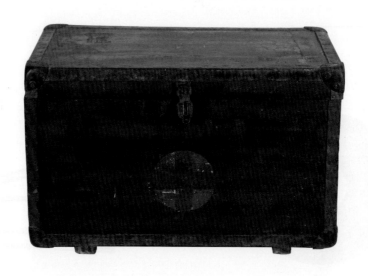

傅连暲用过的药箱（1935—1948年）

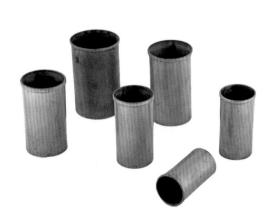

铜火罐（1918 年）

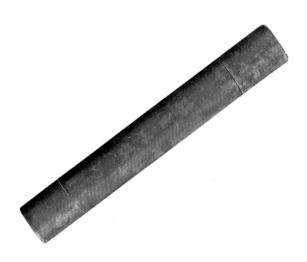

铜针筒（1944 年）

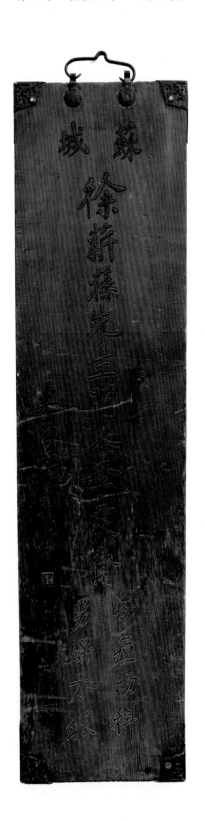

吴昌硕题李霖斋医匾（1918 年）

　　铃医又称走方医、草泽医、串铃医，即周游四方、负笈行医的民间医生，无固定诊所，常用针灸、火罐和草药、单方、秘方为人治病。铃医是中国古代民间医学的代表，历代不乏有医术超群、屡起沉疴的高明郎中，千百年来对中医学的发生、发展以及成熟起到了直接的不可或缺的作用。

　　清代名医赵学敏，字恕轩，浙江钱塘（今杭州）人，少年业儒。他博闻强记，早年即焚膏继晷研读医籍与本草，绰号"书癖"。他在医疗实践中发现，一些医方与医技"颇有道理，不悖于古，而利于今，与寻常摇铃求售者迥异"，遂与铃医赵柏云合作汇编了民间串铃卖药江湖郎中的医术方药经验，定书名为《串雅》。考其命名之义，是说走方医术合乎规范，以"串"表示走方医术，以"雅"明其合乎规范。《串雅》共 8 卷，分为《串雅内编》与《串雅外编》，是中国历史上第一部有关民间走方医的专著，揭晓了走方医的千古之秘。书中记录了走方医常用的内治、外治、杂治、顶药、串药、禁药、奇药、针法、灸法、贴法、熏法、洗法、吸法及取虫法等治疗手段，阐述了走方医的治疗方法是"操技最神，而奏效甚捷"，有"验、便、廉"的特点；论述了有关药物伪品、法制、食品、杂品等情况，揭示了走方医所用的简便治疗方法和药物炮制及做伪的内幕。

　　中医处方蕴含着极其珍贵的中医学术思想与实践经验，上面的印章更是彰显了医生的身份和地位。因此，处方用印是古代医生不可或缺的行医用具。上海中医药博物馆所藏之清代象牙印章是倪姓医生的处方用印，印面文字为"倪砚香诊"，牙章上柄为虎形纽。印章虽小，不过方寸之间，但其所展现的学术范围有历史学、文字学、篆刻学和雕刻艺术等，是研究古代社会的珍贵历史实物。中医处方用印将承载中医药文化精髓的文字通过金石篆刻艺术的形式展现，以篆刻艺术之美呈现中医文化之道，以中医文化之道诠释篆刻艺术之美，表明中医药植根于中华传统文化之中，是科学与人文的结合体。

　　出诊药箱是中医外出诊病随身携带之物，箱内有大小不同的抽屉，可盛装不同规格的中药。上海中医药博物馆所藏之民国时期的药箱是上海"南翔张志方中医室"于1920 年置于姑苏的。该药箱做工精细，外形美观，细节之处极为考究，10 个抽屉的拉手图案各不相同，不仅具有实用价值，亦可作为艺术品欣赏，有着深远的医药文化韵味和艺术鉴赏价值。

第四节　导引图与运动养生

　　早在数千年以前，古人就运用传统的健身运动方式进行锻炼，通过活动筋骨、调节气息、静心宁神来畅达经络、疏通气血、和调脏腑，达到增强体质、益寿延年的目的，这种传统健身术也是养生的重要方法之一。

　　导引是我国古代的呼吸运动（导）与肢体运动（引）相结合的一种养生术，已有5000 多年的历史，是中华文化遗产中的瑰宝，是中国传统的养生方法。"导"指"导气"，导气令和；"引"指"引体"，引体令柔。导引的概念在《黄帝内经》中已明确提出，如《素问·异法方宜论》说："中央者，其地平以湿，天地所生万物也众。其民食杂而不劳，故其病多痿厥寒热，其治宜导引按跷。故导引按跷者，亦从中央出也。""中央者"指现在的黄河流域中部，那里土地肥沃，物产丰富，由于人们生活较为富裕安定，饮食营养又丰富，但缺乏体力劳动，气血容易凝滞不畅，多发痿厥寒热之病，因此产生了导引之类的方法以防治疾病。

导引通过锻炼和活动，加强人体的气化作用，以对机体起到平衡阴阳、调和气血、疏通经络、培护正气、强筋壮骨的作用，从而达到"阴平阳秘，精神乃治"的状态。其理论基础是根据人体阴阳盛衰情况，采取相对应的运动形式和手段。若阳气旺盛则以静式为主，若阴气旺盛则以动式为主，从而动静结合，外动内静，动中求静，达到"动静互根，阴平阳秘"的状态。同时，导引还能通过肢体运动和呼吸吐纳等手段，激发"经络之气"，疏通或强化经脉，使得气血趋于顺畅调和。导引的许多功法都有调呼吸、促消化、培育正气的作用，古代更有"内练精气神，外练筋骨皮"的说法。

《导引图》出土于1974年湖南长沙马王堆3号汉墓，是现存最早的保健运动的彩色帛画，为西汉早期作品。《导引图》出土时残缺严重，经过拼复共有44幅小型全身导引图，从上到下分4层排列，每层各绘11幅图。每图式为一人像，男、女、老、幼均有，或著衣，或裸背，均为彩绘。其术式除个别人像做器械运动外，多为徒手操练。真实地反映了2200多年前我国人民锻炼身体和防治疾病的生动情景。

《导引图》题记内容可分为祛疾和养生两类，祛疾类多由"'引'＋疾病"的结构组成，如引聋、引膝痛、引项、引温病、坐引八维、引痹痛等，"引"即"导引"之意；养生类多是描述肢体或仿生动作，如折阴、螳螂、龙登、以杖通阴阳、摇肱、伸、仰呼、猿呼、熊经、鹞等。《导引图》中有大量模仿鸟、鹞、鹤、鹳、猿、猴、龙、熊等动物姿态的导引术式，如"信""沐猴欢""龙登""鹞背""熊经"。

在《导引图》之后，华佗创造了"五禽戏"。其名称及功效据《后汉书·方术列传·华佗传》记载："吾有一术，名五禽之戏：一曰虎，二曰鹿，三曰熊，四曰猿，五曰鸟。亦以除疾，并利蹄足，以当导引。体有不快，起作一禽之戏，怡而汗出，因以著粉，身体轻便而欲食。普施行之，年九十余，耳目聪明，齿牙完坚。"

南北朝时期陶弘景在《养性延命录》中对五禽戏有详细的记载："虎戏者，四肢距地，前三掷，却二掷，长引腰，侧脚仰天，即返距行，前、却各七过也。鹿戏者，四肢距地，引项反顾，左三右二，左右伸脚，伸缩亦三亦二也。熊戏者，正仰，以两手抱膝下，举头，左擗地七，右亦七，蹲地，以手左右托地。猿戏者，攀物自悬，伸缩身体，上下一七，以脚拘物自悬，左右七，手钩却立，按头各七。鸟戏者，双立手，翘一足，伸两臂，扬眉鼓力，各二七，坐伸脚，手挽足距各七，缩伸二臂各七也。夫五禽戏法，任力为之，以汗出为度，有汗以粉涂身，消谷食，益气力，除百病，能存行之者，必得延年。"陶弘景在该书中，不但对五禽戏的具体操作步骤进行了描绘，而且提出了五禽戏的锻炼原则——"任力为之，以汗出为度"。

隋唐时期，华佗五禽戏发展放缓，有重应用的流行趋势。隋代巢元方《诸病源候论》中辑录了导引专书的大量文字，有近 300 种的具体术式和操作方法，其中也有模拟动物的名称，如龙行气、蛇行气、龟行气、鸳行气、雁行气、虾蟆行气等。唐代柳宗元对当时操练华佗五禽戏的情况做了"闻道偏为五禽戏"的描述。唐代孙思邈继承华佗的医学思想，提出应适当运动，包括华佗五禽戏、天竺国按摩十八式、老子按摩法等。华佗五禽戏在隋唐时代不仅用于锻炼身体，而且用来治疗多种疾病。

导引术开创了中国导引运动养生之先河，在其后 2000 多年的历史中，它不仅一直为医家和养生家所广泛采用，而且在道教和佛教界也被广泛用作修炼身心之法。《导引图》的发现对我国运动养生文化的发展具有极其重要的意义。

第五节　书画与儒医

旧时老中医带徒有四句话："一手好字，二会双簧，三指按脉，四季衣裳。"概括了一个有学养的中医应该具备的四个条件，其中"一手好字"被列为第一条。

中医学以传统人文知识为底蕴，兼具自然与人文的双重属性，与文化之间密切关联。医为仁术，并非单纯的技术。自古以来，中医医生更不能离开传统文化的熏陶。自古医坛书家多，许多名医都是享有盛誉的书法家。上海中医药博物馆馆藏何鸿舫行书对联、陆润庠行书对联、陆九芝六十课孙图、徐灵胎挽联等文物都彰显了儒医的文化素养和道德修为。

何鸿舫（1821—1889），名长治，晚年自号横泖病鸿、淞南医隐，是上海青浦何氏世医的第 24 代传人。他 5 岁时就开始接受经学、音韵、训诂等文化教育，奠定了古文诗词的扎实根基。何鸿舫人到中年才开始攻研中医，悬壶于家乡重固，不仅医术高超，在医德方面更是为后世之楷模。

何鸿舫能画善曲，于诗词兴趣尤浓。他勤奋写诗，其诗作时有新意，佳句天成，如"香树鸦为叶，疏林霜作花""清绝半湖月，萧然独夜舟""情随孤月远，梦与白云深"等，犹如一幅幅富有江南风景的特写画面。何鸿舫的书法立基于颜真卿，得法于王羲之。他的字体秀逸峭利，到晚年更见雄浑苍劲。所以，他的药方墨迹为病家、医家和书法爱好者所追捧，甚至连外国人也多方搜求，装裱成册，一时有"江东独绝"之称。何鸿舫每一张处方必亲手书写，不假于弟子。由于他书法高妙，获其处方珍若拱璧，当年日本人来沪收购，一纸值银圆 10 枚。名医程门雪曾为《何鸿舫编年药方墨迹》一书题诗："每于漫烂见天真，草草方笺手自亲。不独医林仰宗匠，即论书法亦传人。"上海中医药博物馆所藏之何鸿舫行书对联"嘉树香石会于雅，揽英采秀发其文"具有文学与书法双美的特点，体现了传统文化思想的传承和润化功用。

陆懋修，字九芝、勉旃，号江左下工、林屋山人，元和（今江苏苏州）人，出身世

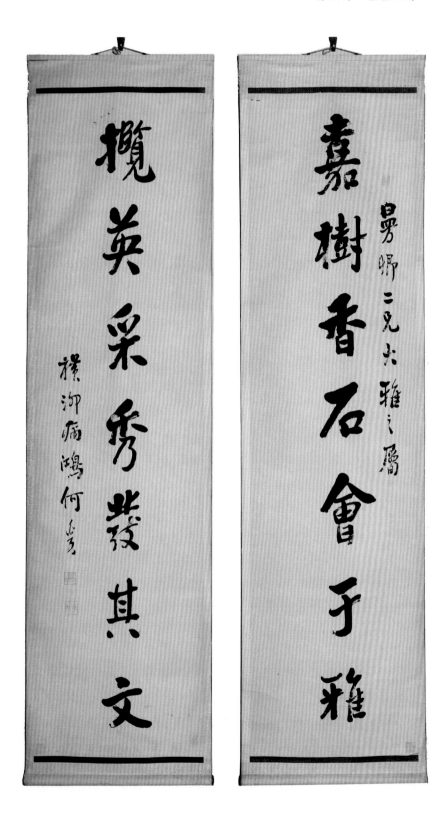

何鸿舫行书对联

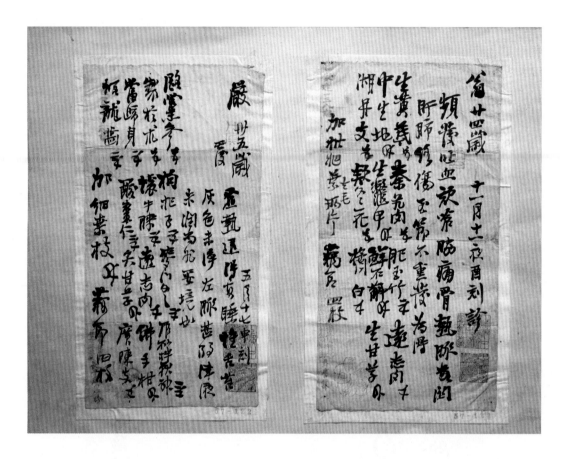

何鸿舫处方

医之家。其初业儒，中年后不乐仕进，承家学之渊源，致力于岐黄，博览群书。史载"太平天国"运动期间，陆懋修与家人避难于上海，初时无以为生，就靠祖传医方为人治病养活家人，渐成当地名医，并有多本医学著作传世，广有影响。《清史稿》中曾专设"陆懋修传"。陆懋修之子陆润庠（1841—1911），字凤石，号云洒、固叟，元和（今江苏苏州）人，清同治十三年状元。陆润庠自幼学习家传医学，颇懂医术，在姑苏颇有名声，还刊印了其父亲陆懋修的许多医学著作。陆润庠考中状元后便长期在北京从事医学理论研究，他的著作是陆家三代儒医的经验总结。

　　陆润庠能书法，善行楷，其书法方正光洁，清华朗润，意近欧阳询、虞世南笔法。陆润庠在苏州留下的墨迹较多，尝为留园、狮子林、网师园等园林书联。如其为拙政园写"十八曼陀罗花馆"七个擘窠大字，下款署"陆润庠书于�寓小怀鸥舫"；又为远香堂写52字之长联一副，曰："旧雨集名园，风前煎茗，琴酒留题，诸公回望燕云，应喜清游同茂苑；德星临吴会，花外停旌，桑麻时闲课，笑我徒寻鸿雪，竟无佳句续梅村。"慈禧太后晚年喜好作画，常命陆润庠和同治元年状元徐郙、探花李文田、进士陆宝忠为

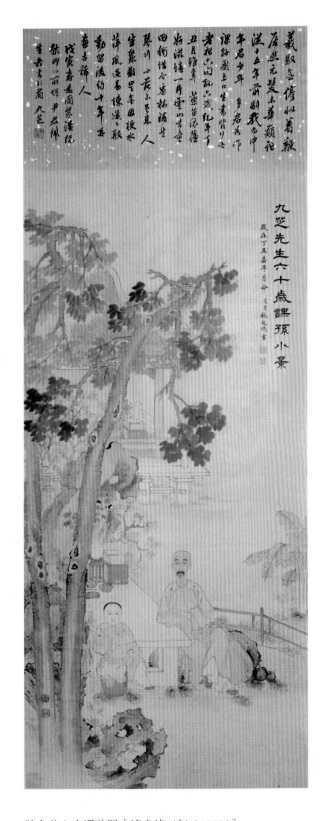

陆九芝六十课孙图［清光绪三年（1877）］

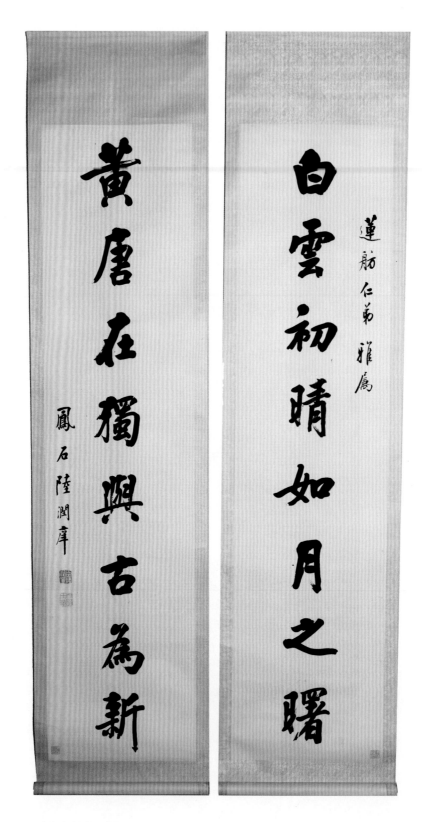

陆润庠行书对联

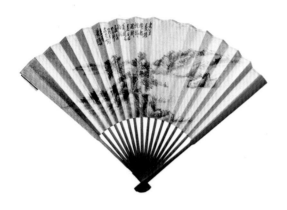
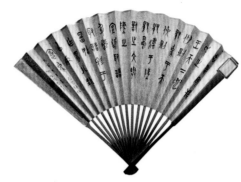

陆渊雷书法、黄素莽绘画成扇

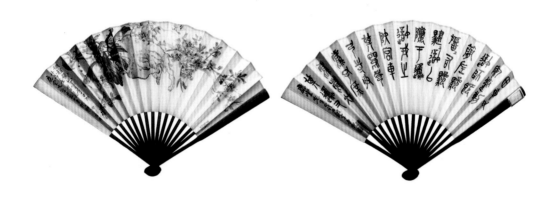

夏应堂遗扇

何平子抄何炫著《药性赋》

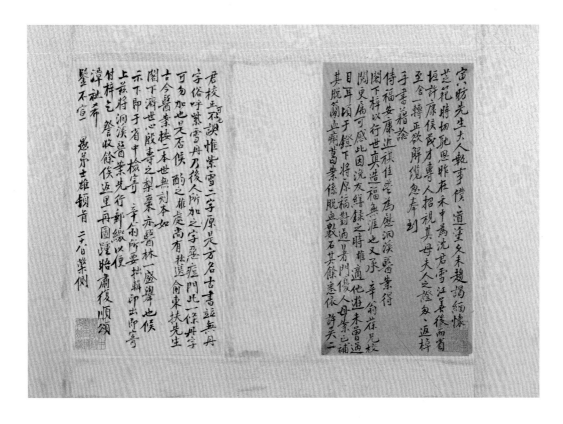

王士雄书札

之题志。

徐大椿（1693—1771），原名大业，字灵胎，号洄溪，江苏吴江人。他既非名医高足，亦非世医家传，而是儒生出身，少以科第为事，20 岁入县学补诸生，30 岁时因兄弟、父亲接连病卒，为疗亲长之疾，拯骨肉之厄，立志学医。徐大椿医术高超，名满天下，曾两度奉诏赴京，深得乾隆皇帝嘉赏。他不但因治病救人声蜚医林，而且留下大批著作传世，内容涵盖理法方药各方面，对中医理论研究方面有重要贡献。徐大椿在临终前曾自撰两副墓联自挽："满山芳草仙人药；一径清风处士坟。""魄返九原，满腹经纶埋地下；书传四海，万年利济在人间。"后一副收藏于上海中医药博物馆。

自汉武帝"独尊儒术"以来，儒家文化与政治的结合极大地提高了儒学地位，进而儒家思想文化便渐成为中国政治文化的主体，其影响深广。尤其宋以后，医学常常与儒学相贯通，业医者处处有儒者之风骨。儒学对中医学的影响和渗透是全方位、多层次的，从对医学内涵的认知到医家道德品质的修养，从诊疗原则的确立到方剂君臣佐使的配伍，从古医籍的注释研究到新著的编撰，从学术观点的阐扬到医理的探析论述，可谓面面俱到。

"儒医"是对古代中医的最高评价，具有三重境界，即良医、大医、圣医。"良医"

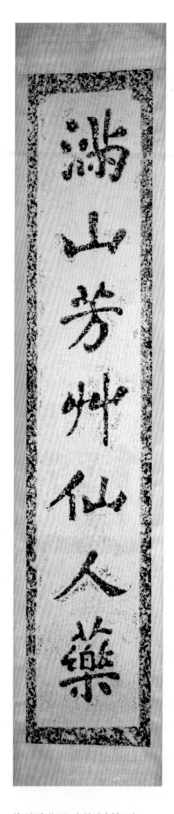
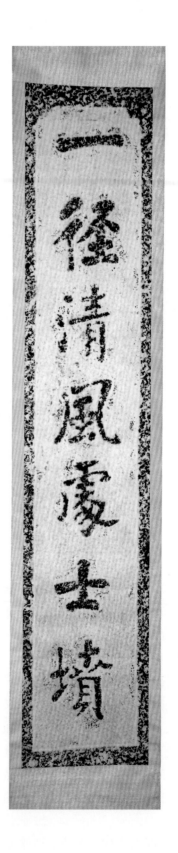

徐灵胎墓地对联碑刻拓片

注重技，属于知识论，追求的是"真"；"大医"注重德，属于道德论，追求的是"善"；"圣医"注重道，属于本体论，追求的是"美"。纵观儒医及其儒医文化的发展，真是儒医长河，群星璀璨，"通经博史，修身慎行，闻人硕儒，兼通乎医者，精究玄机，洞明至道，每见立言垂教，后学禀为法程"，为中医学的继承和发展立下汗马功劳，功勋卓著，正是"儒识礼义，医知损益。礼义之不修，昧孔孟之教，损害不分，害生民之命。儒与医岂可轻哉，儒与医岂可分哉"。

儒医大家们不仅以丰富的学术著作立起了医学理论的一座又一座丰碑，而且以深厚的儒学修养构建了渊博的中医药文化传统。夸张一点说，没有儒医，或许就乏有中医药文化。

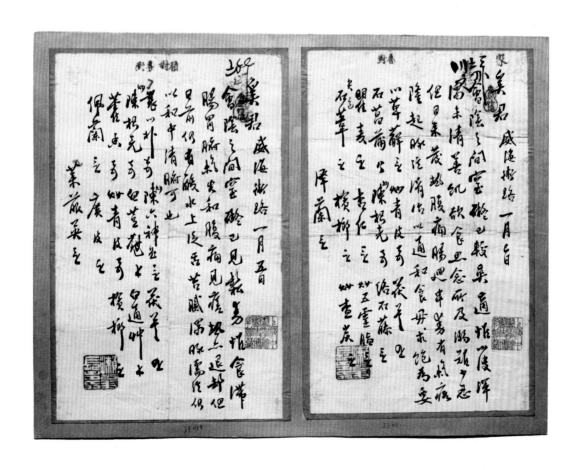

王仲奇处方

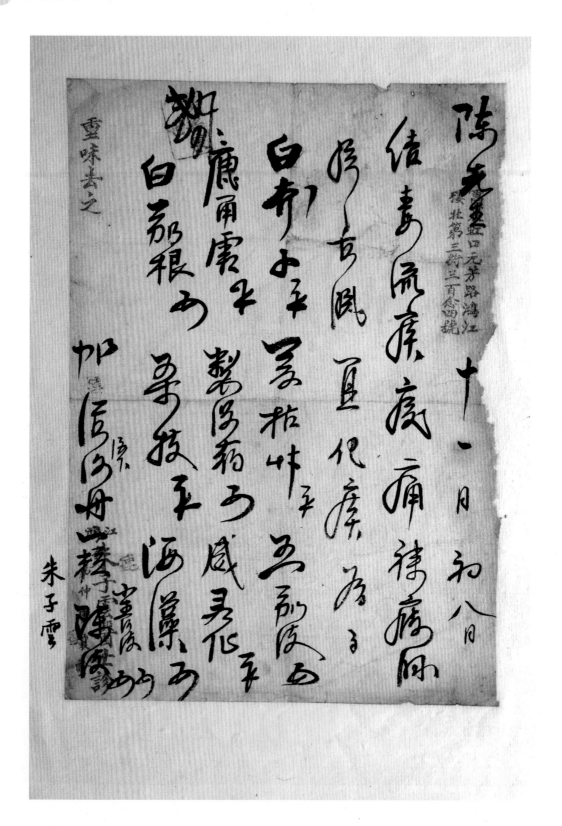

朱子云处方

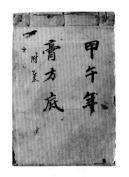

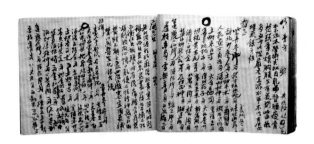

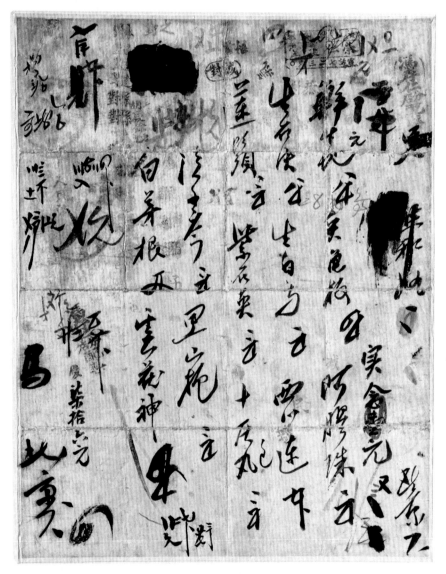

（上）张骧云膏方底本

（下）陈筱宝处方

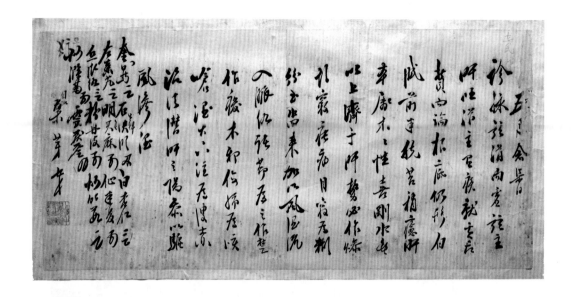

金子久处方

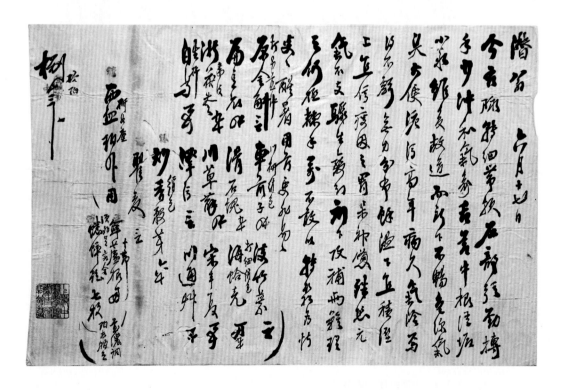

曹沧洲处方

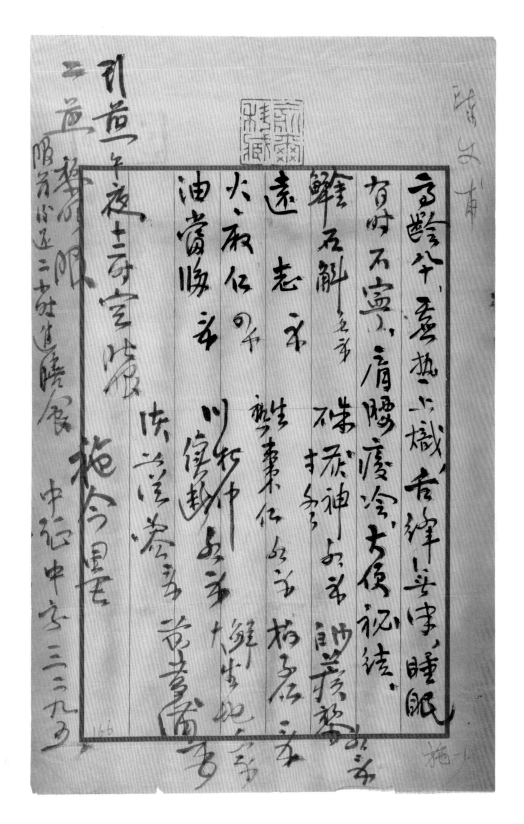

施今墨处方

石筱山处方

第六节　宝马雕车香满路——香熏与卫生保健

随着传统文化的复苏，在品茗时、在沐浴后、在雾霾天，现在越来越多的文人雅士喜欢燃上一支香，在缕缕烟香中，静心养性，怡情养生。

其实，我国人民认识香药的历史悠久，相传轩辕（黄帝）曾用过"沉榆之香"，可能就是利用香药消毒。4000多年前的新石器时代就出现了陶质熏炉，但香熏见诸于文字记载，则是最早出现在《周礼》中："翦氏掌除蠹物，以攻禜攻之，以莽草熏之，凡庶蛊之事。"可见，约在周代已经出现用香熏来驱逐虫害以进行卫生保健的思想。现在已有学者实验研究表明，在燃烧香料药物的空气中，经测试，细菌数量明显减少，说明烟熏香药可消毒空气，抑制细菌的生长，防治疾病的发生。随着香料药需要日趋增多，还出现了人工香药的栽培。

除了熏的方式外，最早的卫生保健还有佩戴的方式。除了焚烧香草外，佩戴装有熏草等香料的香囊也是香熏的一种。我国传统端午佳节素有佩戴香囊的习俗，在香囊中装进藿香、佩兰、苍术、丁香等芳香类中药材，不但可以防感冒、驱蚊虫，还可以提神醒脑。

古代的香熏器皿包括熏炉、熏球、香囊和香枕。熏炉是最主要的熏香器皿，现有史料没有提到专门用于熏香的熏炉始制于何时，但考古资料证实，新石器时代的先民已经开始制作陶熏炉。战国时期，出现铜质熏炉。秦及汉代初期，随着疆域的扩大和丝绸之路的开通，外来树脂类香料进入北方，香熏器皿也呈现多样化发展。在已经发掘的广东南越文王陵，以及广西贵县、梧州的南越国汉墓中，都出现了大量的铜熏炉、陶熏炉。湖南长沙马王堆1号汉墓就出土了两个彩绘陶熏炉、六个香囊、六个香草袋、一个香枕、两个香奁、两个香熏罩及十多种香料。由此可见秦至西汉初，长江以南特别是两广地区熏香习俗文化的繁荣景象，这与该地区多阴雨、湿度大、蚊虫多的地理气候条件有关。

汉武帝时期，博山炉出现。由于其制作精妙，特点鲜明，广为使用，不少人将博山炉推为熏炉的鼻祖，甚至用"博山""博山炉"作为熏炉的代称。博山炉主要由炉盖、炉身、底座三部分组成，有的底座部分变成承盘。炉盖高且尖，上面镂雕峰峦、人物、动物、云气纹之类，象征海上"三座仙山"之境，炉下的托盘象征海水。使用时，将香料放入炉内燃烧，烟气从镂空的山形中散出，有如仙气缭绕，给人以置身仙境的感觉。

香熏作为卫生保健的方式之一，除用来驱疠逐虫外，还可以用来炙衣褥被。汉代，用香熏炙衣被是宫中的一种卫生保健习俗。在熏炉外罩上熏笼，将衣服放在熏笼上，虱子会从衣服上掉下来。冬季，熏炉在熏香的同时还可取暖。有一种卧褥香球，造型为浑圆的球形，又称球熏，巧妙地运用了机械物理原理，反映了当时工艺水平的先进和对物理重心的深刻理解。晋代葛洪的《西京杂记》载："长安巧工丁缓者……又作卧褥香炉，一名被中香炉，本出房风，其法后绝，至缓始更为之，为机环转运四周，而炉体常平，可置被褥，故以为名。"卧褥香球内装有两个环形活轴，香盂置于环形活轴内，内燃炭火。卫宏《汉官旧仪》记载："给尚书郎伯二人、女侍史二人，皆选端正者从直。伯送至止车门还，女侍史执香炉烧熏，从入台护衣。"香料，因为香盂重心在下，故无论熏球如何滚动，环形活轴皆能起到平衡作用，从而使香盂始终保持水平状态，内燃之香料绝不会倾覆以致烧灼衣被，其原理同现代陀螺仪如出一辙。香球还可以作为妇女的袖熏。上海中医药博物馆收藏了一件透雕铜熏球，直径 12.5cm，构造原理同铜熏球。

之后，香熏器皿种类多样，造型更加精巧，而香熏也不再仅仅局限于实用的驱虫、取暖等保健用途，随着道教、佛教等宗教上的发展和世俗的流行，而愈加成为一种文化、精神的追求。

上海中医药博物馆还收藏一件明代铜质大熏炉，名为"獬豸熏"，熏炉背部与颈部相连，可以打开，炉内装入香药点燃后，烟从獬豸嘴里喷出。獬豸是古代传说中的一种独角兽，能够辨别善恶，当两个人吵架和争执后，能够支持有理的一方，用角去抵触无理的一方。上海中医药博物馆还藏有一件明宣德年间铜铸的麒麟熏炉，炉体外部铸造了 9 个麒麟、苍龙 2 条、兽面 3 具，众多各具形态的动物造型融合在一起，是一件不可多得的珍贵艺术品。

清镂雕象牙葫芦，高 12cm，刻工精细，叹为观止。镂空雕刻是工艺美术中常用的技法，该藏品镂空的网格最细处不足 1mm，葫芦中部雕有富贵牡丹，花朵硕大，叶片肥满。雍容典雅的牡丹与湿润淡雅的象牙自然融合，华丽而优雅，象牙色上的红绿彩绘，进一步增强了它的装饰效果，使之更加亮丽多姿，高雅迷人。其红木底座，制作精美。熏瓶内可以放置香料，香气自然挥发，既可以杀菌消毒，清洁空气，又可宜人性情。在若有若无的暗香中端详这稀世佳品，似有飘逸入仙之感。葫芦是中医的象征，中医应诊也叫悬壶，所谓悬壶济世，是指医生施展仁术，济世救民。葫芦与"福禄"的发音相谐，口彩好，千百年来深受医家与病家的喜爱，作为中医药的象征，一直沿用至今。

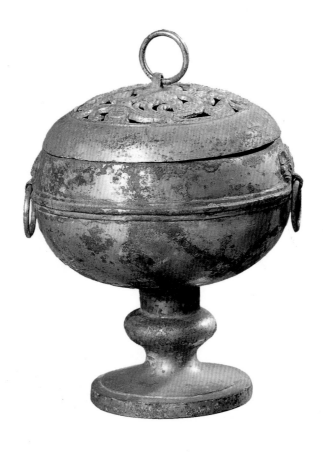

鎏金铜熏炉（汉代）

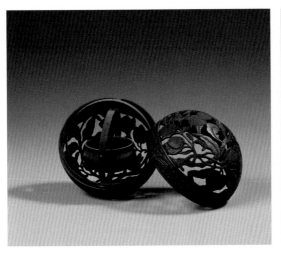

铜球熏（明代）

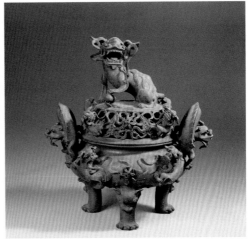

麒麟铜熏（明代）

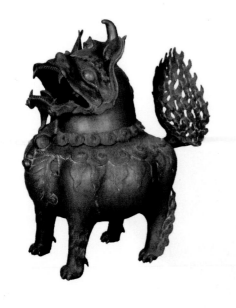

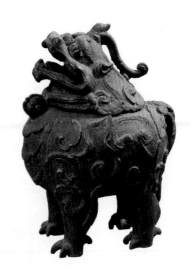

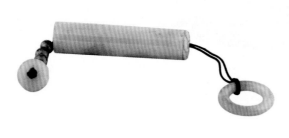

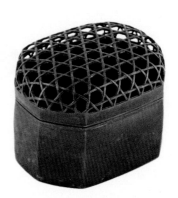

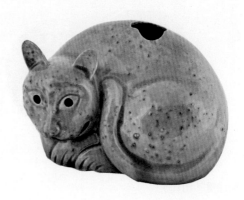

（左上）　獬豸铜熏（明代）

（右上）　铜兽熏（明代）

（左中）　辟瘟香珠白玉筒（清代）

（右中）　八角铜手炉（清代）

（下）　蓝釉瓷猫灯（清乾隆年间）

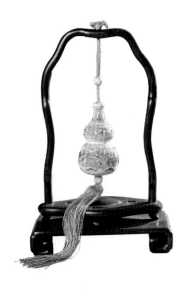

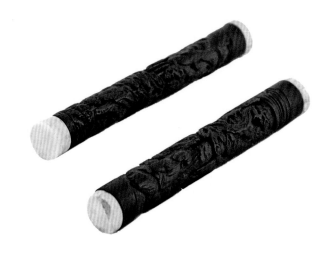

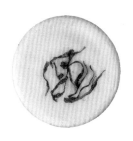

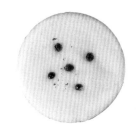

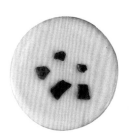

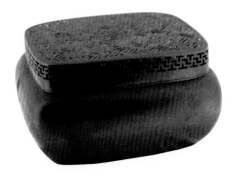

（左上）　镂雕象牙葫芦香熏（清代）

（右上）　镂雕竹香筒（清代）

（中）　长沙马王堆出土的茅香、桂皮、花椒（西汉）

（下）　方形铜脚炉（清代）

第五章

发展集成　众妙纷呈

　　明代产生了多个医学史上有重大意义的医学创造与发明，如李时珍的《本草纲目》，不仅是药学发展史上的里程碑，更是科学宝库中的璀璨明珠。吴又可的"戾气"说，是传染病病因学上全新的创见。预防天花的人痘接种术，是中国古人造福人类健康的伟大发明创造。葫芦与药瓶，则是中医代表性的器物。

第一节　《本草纲目》原来是本博物志

　　当今时代，提起李时珍，人们马上就会想到《本草纲目》，反之亦然，这种紧密联系几乎达到家喻户晓的程度。李时珍及其著作《本草纲目》俨然成为古代医学界的"大明星"，是"本草"的代名词。然而，《本草纲目》艰辛的出版过程却鲜为人知。

　　明代医学家李时珍编撰的《本草纲目》，堪称中国古代药学史上卷帙最繁、内容最丰富的本草著作，一般认为完成于明万历六年（1578），万历二十一年（1596）始由金陵（今南京）书商胡成龙刻成出版，世称金陵本。从写成到出版，历时18年之久，其问世之艰辛可见一斑。李时珍，约生于公元1518年，卒于公元1593年，亦即《本草纲目》出版前3年，李时珍已经逝世，无缘看到自己的作品面世。李氏为蕲州（今湖北蕲春）人，字东璧，号濒湖，出生于世医家庭。李时珍虽为世医之家，但其祖父只是一位走乡串户的"铃医"（乡村医生），连名字都未留下。其父李言闻，号月池，在蕲州当地颇为有名，著有《人参传》《蕲艾传》《四诊发明》《痘疹诊治》等书。李时珍自幼习儒，14岁中秀才，但此后三次应试均失败，于是放弃科举，转而钻研医药。由于医术高明，李时珍被楚王府聘为奉祠，掌良医所事，后辞官回家。李氏在行医同时开始撰写《本草纲目》，从嘉靖壬子年（1552）到万历戊寅年（1578），李时珍费时27年，稿凡三易，终于撰成《本草纲目》52卷。

　　李时珍完成《本草纲目》后，先在离蕲州不远的黄州、武昌府寻求出版商。但由于《本草纲目》卷帙浩繁，医学专业性强，导致读者群体有限，商业收益不高，因而一直没有出版商愿意为其出资刊印。无奈之下，李时珍于明万历七年（1580）远赴南京以求付梓。当时南京是全国最大的刻印中心，世德堂、富春堂、文林阁、继惠斋等官办、民办的出版机构林立街头，具有相当高的印刷水平。但初次抵达江苏，李时珍依然未如愿找到愿意刊印《本草纲目》的出版商，注定了其出版之路的艰辛。

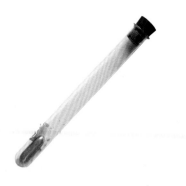

水银（宋代）

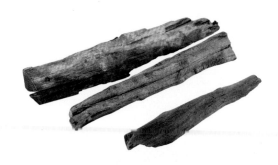

泉州宋船出土的舶来香料药物（宋代）

为了增加《本草纲目》出版的机会，一介无名的李时珍决定采取措施，仿效当时的通行做法，找名人为该书写序。李时珍几番思量，欲请当时的文坛巨子王世贞为其作序。于是，公元1580年，李时珍赶赴太仓，想办法面见王世贞，当面向王氏提出乞求，希望以此能增加《本草纲目》出版的机会。但是，王世贞当时并没有同意给该书作序。之后，李时珍留在南京开始悬壶行医，同时利用一切机会寻找书商刻印《本草纲目》。其行医名声在南京慢慢传开，同时《本草纲目》的内容也以传抄的形式在民间慢慢流传。10年以后，即公元1590年2月，李时珍再次来到太仓向王世贞求序，此次王世贞给出了"真北斗以南一人"的评价，并称赞此书"如入金谷之园，种色夺目；如登龙君之宫，宝藏悉陈；如对冰壶玉鉴，毛发可指数也……博而不繁，详而有要，综核究竟，直窥渊海。兹岂禁以医书觏哉？实性理之精微，格物之通典，帝王之秘录，臣民之重宝"。

其后，南京出版商胡承龙决定出版《本草纲目》一书，自公元1590年至公元1593年，历经4年才将此书刊刻完成，而未能等到《本草纲目》面世，李时珍已于公元1593年去世了。此版本即是金陵版。据金陵版题名，药图为其子李建中辑，李建元、李建木绘。全书共52卷，载药1892种，其中植物药1094种，矿物、动物及其他药798种，有374种为李时珍所新增；附图1109幅，方剂11096首，其中有8000多首方剂为李时珍收集或拟定的。

《本草纲目》体例编排得当，确立了"纲目"分类体系。在分析前人本草的得失之后，李时珍制定了"不分三品，惟逐各部；物以类从，目随纲举"的构架总则。所谓"物以类从"，即按各药物的自然属性分部类，而不取《神农本草经》上、中、下三品分类法。全书的药物分类以16部为纲，60类为目。这16部是水、火、土、金石、草、谷、菜、果、木、服器、虫、鳞、介、禽、兽、人。各部之下又根据实际情况分成若干

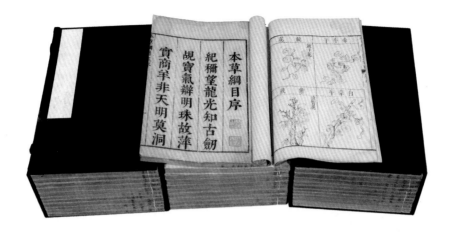

钱蔚起重刻本《本草纲目》

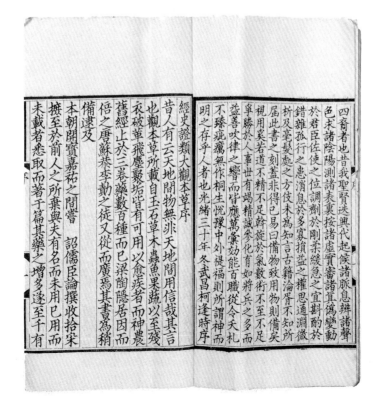

《经史证类大观本草》

北齐龙门古验方拓片

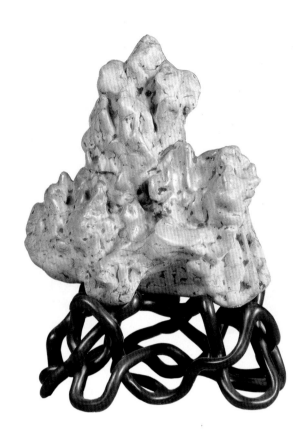

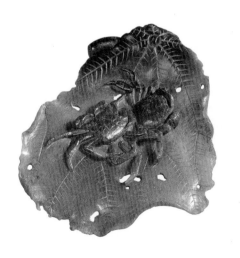

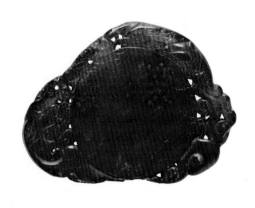

（上）　雄黄山子

（左下）　犀角残荷双蟹

（右下）　琥珀月中桂

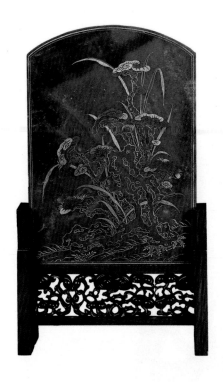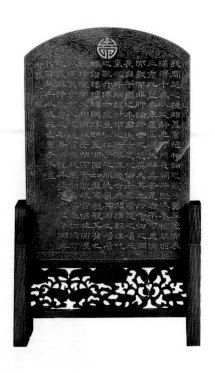

灵芝赋玉雕屏（清代）

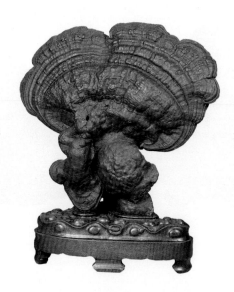

灵芝（清代）

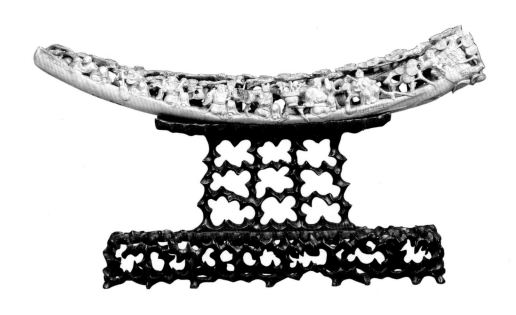

象牙雕八仙过海摆件（清代）

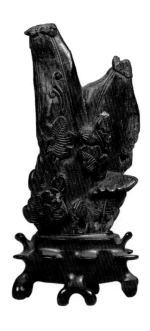

木雕黄瓜摆件（清代）

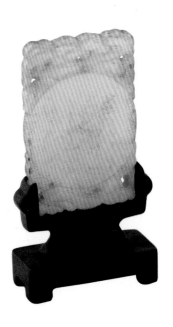

玉兔捣药纹玉牌（清代）

类，如木部分成香木、乔木、灌木、寓木、苞木、杂木；虫部分成卵生、化生、湿生等。各部的排列原则是"从微至巨"，"从贱至贵"，以人为万物之灵，放在最后，从而体现了进化思想。通过划分部类，振纲张目，建立了在当时堪称先进的药物分类体系。这一分类法对以后产生了巨大影响。

《本草纲目》问世后，对此后的本草学产生了极为深远的影响，涌现出一批以《本草纲目》内容为主要资料，选药精当的实用型本草学著作，包括有药、有方、有图，切于临床实际应用的著作，如《本草述》《本草汇言》等，亦出现了一些扩充性和拾遗性的著作，如《本草纲目拾遗》《植物名实图考》等。该书在问世后的40余年中，共翻印了70多次。公元1604年，该书传入日本后，对彼邦的药物、植物学产生了很大影响。近代日本组织专家，将该书全部翻译成日文。西方各国对该书也很重视，已有英、法、俄等多语种的节译本。

"纲目"体系的另一个体现是确定以物种作为设置药物条目单元的原则，借以统一过去混乱的计药方法。如粱米，过去是青粱米、黄粱米、赤粱米各作一味药物，而李时珍则统一用"粱"作为总纲，其下将各种粱米作为目。用这种方法，李时珍归并了《证类本草》中的许多药物。还有一个体现"纲目"体例的地方就是在每一单味药下，以药名作为纲，把不同的内容作为目（所谓"标名为纲，列事为目"），即一种药物设如下标题来归纲其内容：释名、集解、辨疑、正误、修治、气味、主治、发明、附方。通过这些项目依次介绍药物的别名及名称含义、产地、形态、采收、加工炮制、性味、功能、主治、方剂，以及对某些记载的辨析和阐明某些新观点，此后的许多本草都沿袭了李时珍的药物解说法。

《本草纲目》在药物学、医学以及其他自然科学方面都有许多杰出的贡献。在药物学方面，李时珍最大的贡献是通过文献考证和实际考察两大途径，对药物的运用和鉴别"深加体审"。历代本草在流传过程中难免存在名实混淆的情况，影响到临床用药的安全与有效性。李时珍深入实际，亲自调查，解决了很多药物的品种混乱问题。在医学方面，李时珍本人是一位临床医生，因此在书中经常阐发临床用药经验，他个人的用药经验和所附入《本草纲目》的验方，经后世医家的实践证明，具有很高的实用价值。李时珍通过论药，以表达他的某些医学见解。他对一些疾病的认识已达到相当精确的程度，如一氧化碳中毒、寄生虫病患者的癖嗜等。对某些医学上有争议的问题，如脾、三焦、命门、脑等，李时珍也都表达了他个人独特的见解。李时珍指出"脑为元神之府"，表明中医对脑与思维关系的认识有了新的进展。在自然科学方面，李时珍通过药物的形态、生态环境以及各种相关描述，记录了大量的博物学知识。例如在《本草纲目》中，可以发现许多生物界很有意义的现象，包括环境对生物的影响、遗传与相关变异现象等。矿物、动物、植物、天文、地理、物候、化学等多方面的研究者，都能从《本草纲目》中发现某些很有价值的记载。据考证，英国生物学家达尔文在进行人工选择原理的研究中，就引用了该书中有关金鱼家化、乌骨鸡变异等记载。达尔文称此书为"古代中国的百科全书"。英国著名科技史家李约瑟在进行《中国科学技术史》研究的过程中，充分利用了《本草纲目》中有关资料，并称赞该书为"中国博物学中的无冕之王"。2011年，《本草纲目》入选世界记忆遗产名录。

第二节　世界最早的疫苗——人痘接种术

天花是世界历史上危害极重、波及面广、流行史长的传染病。我国文献最早描述天花时将其称为"时行"病，如《肘后备急方》卷二《治伤寒时气温病方》中记载，"比岁有病时行，仍发疮，头面及身，须臾周匝，状如火疮，皆戴白浆，随决随生。不即治，剧者多死。治得瘥后，疮瘢紫黑，弥岁方减。此恶毒之气……于南阳击虏所得，乃呼为虏疮"，即使幸存者，皮肤上也有留下许多瘢痕。《诸病源候论》卷七《伤寒豌豆疮候》记载："伤寒热毒气盛，多发疱疮，其疮色白或赤，发于皮肤，头作瘭浆，戴白脓者，其毒则轻。有紫黑色作根，隐隐在肌肉里，其毒则重。甚者，五内七窍皆有疮。其疮形如豌豆，故以名焉。"《痘疹世医心法》记载：明嘉靖甲午（1534）春，痘毒流行，病死者十有八九，乃一厄也。

我国人民在同天花斗争的过程中，逐渐创造了一些治疗方法。《备急千金要方》里就有一些治疗天花的方剂。宋代诞生了第一部论痘专书《痘疹方论》，因天花多发于小儿，故将天花病因归结为胎毒。公元1713年《痘疹定论》认为宋真宗时，丞相王旦之子已经被峨眉山的"神医"接种人痘预防天花。公元1884年《牛痘新书》里介绍："考上世纪无种痘诸经，自唐开元间，江南赵氏始传鼻苗种痘之法。"

公元1727年俞茂鲲《痘科金镜赋集解》记载："又闻种痘法起于明朝隆庆年间宁国府太平县，姓氏失考，得之异人丹家之传，由此蔓延天下，至今种花者，宁国人居多。"隆庆年间约为公元1567—1572年，可见，最迟在公元16世纪，我国的人痘接种术就已经发明了。

公元1695年的《张氏医通》和公元1742年的《医宗金鉴》都详细记述了接种人痘的方法，包括痘衣法和鼻苗法。痘衣法是将已出天花者穿的内衣给没有出过天花的人穿，从而使其产生抵抗力。鼻苗法包括浆苗法、旱苗法与水苗法。浆苗法是用棉花团沾天花患者的疱浆，塞入未出天花者鼻腔内，使其产生抵抗力。旱苗法是将痊愈期天花患者的痘痂研细，用银管吹入未出天花者鼻腔内。水苗法则是将上述研细的痘痂用水调湿，以棉花团沾蘸塞入鼻腔内。旱苗法与水苗法，由于所用痘苗是染过天花的患者痊愈期的痘痂，接种后是可以产生一定的预防作用的，根据当时医籍记载，种痘效果颇好，所以在各地流传应用。

人痘接种术确为当时预防天花的有效方法，因此，在我国广泛应用后，流传到国外。公元17世纪后，有的国家派遣留学生到中国学习人痘接种术。大约在公元1652年，名医龚廷贤的弟子戴曼公到日本，介绍了人痘接种术。据载，清康熙时，俄罗斯曾专门遣人到中国学习痘医。

中国的人痘接种术后来流传到了欧洲，以及朝鲜等。公元 18 世纪初，英国驻土耳其公使 Montague 的夫人曾给自己 3 岁的儿子接种人痘，3 年后又在英国为 5 岁的女儿种了人痘。公元 1796 年，英国医生琴纳发明了安全有效的牛痘术，后来牛痘术又东传到中国。

中国发明的人痘接种术，成为人工免疫法的先驱，是牛痘发明前预防天花的有效方法。公元 18 世纪，法国哲学家、思想家伏尔泰曾经对人痘接种术赞扬说："我听说一百年来，中国人就有了这种习惯，这是被认为全世界最聪明最讲礼貌的一个民族的伟大先例和榜样。"1979 年，世界卫生组织宣布全球天花已经被消灭，可以说这是中国医学对世界人民健康所做的重大贡献之一。

第三节 吴又可与疫病学说

吴有性，字又可，号淡斋，江苏吴县人，生活在明末清初之际，是"温疫学派"的创始人。他根据自己的临床经验，著有《温疫论》一书，开创了一套温热病的辨证论证体系。

在明末崇祯十四年（1641），山东、河南、河北、浙江等地温疫流行，患者甚多，甚至延及全国，"一巷百余家，无一家仅免，一门数十口，无一仅存者"。医生们多用伤寒法治疗，效果甚微。

吴又可亲历了每次疫情，积累了丰富的资料，推究病源，潜心研究，提出了自己新的认识，强调这种病属温疫，非风非寒，非暑非湿，非六淫之邪外侵，而是由于天地间存在有一种异气感人而致，与伤寒病决然不同。不论从病因、病机到诊断、治疗均有区别，使其与伤寒病分开另论，为温病学说的形成与发展做出了贡献。吴又可依据治验所得著有《温疫论》，总结了历代对传染性疾病的认识，包括疾病病因、病邪传变途径与治疗方法等。

成书于秦汉时期的《黄帝内经》把具有发热表现的疾病统称为"热病"，设立《素问·热论》《素问·刺热》《素问·评热病论》《灵枢·热病》等专篇，系统论述外感热病的发病及传变规律，奠定了中医学关于外感热病的理论。《素问·热论》曰"今夫热病者，皆伤寒之类也"，将外感热病的病因归为"伤于寒"，提出热病的六经传变规律。《难经·五十八难》提出"伤寒有五，有中风，有伤寒，有湿温，有热病，有温病"，确立了"广义伤寒"的概念，深深影响后世外感热病学说发展。《黄帝内经》将外感热病中传染性强、症状相似的一类疾病称为"疫病"，《素问·刺法论》言"五疫之至，皆相染易，无问大小，病状相似"，对传染性疾病的暴发流行特点进行了描述。

东汉末年，诸侯割据，战乱频仍，社会环境与自然气候双重作用使疫病频繁暴发流行。建安年间发生过 5 次大疫，曹植《说疫气》中描述的"家家有僵尸之痛，室室有号泣之哀"的疫病流行情况就发生在建安二十二年。张仲景在《伤寒杂病论》自序中所述"余宗族素多,向余二百。建安纪年以来,犹未十稔,其死亡者三分有二,伤寒十居其七",也与建安时期大疫流行的情况相吻合,因此张仲景"感往昔之沦丧,伤横夭之莫救,乃勤求古训,博采众方",撰成《伤寒杂病论》,以六经为纲,与脏腑相结合,全面分析外感伤寒发生发展及传变规律,创立六经辨证论治体系,将外感热病证治规律研究推上学术高峰。

吴又可在《温疫论》中述曰"时师误以伤寒法治之,未尝见其不殆也",以为"守古法不合今病,以今病简古书,原无明论,是以投剂不效",于是"精心穷理,格其所感之气,所入之门,所受之处,及其传变之体",述其"平日所用历验方法"。提出"夫温疫之为病,非风、非寒、非暑、非湿,乃天地间别有一种异气所感"(《温疫论·自叙》)。《温疫论》分列86个论题,统研疫病病因学说、初起证候、传变诸证、兼证、治则治法,以及妇人和小儿时疫、用药宜忌、预后调摄等;在治法上,强调疏利与分消,根据自然界存在的气物相制规律,寻求制伏疠气药物,创达原饮、三消饮等,以补汗、吐、下三法之不足,相关理论与临床经验不仅对传染性疾病中医诊疗规律进行了深入总结,也丰富了中医学关于外感热病诊疗规律的认识。

吴又可面对自身所处的历史时代,做出了自己对时代命题的回答。明崇祯十五年(1642),《温疫论》即刊行传世,开我国传染病学研究之先河。该部著作中蕴含的传染性流行病学思想以及宝贵的治疫经验对后世疫病的治疗有极大的启发与借鉴价值。

后来,清代叶天士著《温热论》,明确提出"温邪上受,首先犯肺,逆传心包",指出温病和一般伤寒不同的发病途径,结合营卫理论,创立了卫气营血辨证论治体系,提出"在卫汗之可也;到气才宜清气;乍入营血,犹可透热……至入于血……直须凉血散血"的温病治疗用药规律。吴鞠通著《温病条辨》,创立"三焦辨证"体系,提出"治上焦如羽,非轻不举;治中焦如衡,非平不安;治下焦如权,非重不沉"的治疗总则(《温病条辨·治病法论》)。同时吴鞠通提出"温病有九"的概念,即风温、温热、温疫、温毒、暑温、湿温、秋燥、冬温、温疟,从"伤寒有五"到"温病有九"概念的转变,标志着中医对外感热病学诊疗规律的认识和发展达到了又一个学术高峰。

中国历史上发生了数百次瘟疫,据不完全统计,在10000余种古医籍中载有瘟疫的多达200多种,但尤为突出的是《黄帝内经》《伤寒论》《温疫论》等著作提出的防疫理论。

吴又可《瘟疫论》的内容系统全面,对疫证的发病特点、转归等都有较深刻的认识。有学者根据《温疫论》中的学术思想,将2020年新型冠状病毒肺炎分为初期、中期、后期及恢复期来辨证施治,运用开达膜原、攻下热结、排毒养阴等治法,同时遵循"祛邪为第一要义、忌妄用汗下之法、病程中注意顾护脾胃"的三大法则。但是疫情变化迅速,兼证变证纷多,对于汗下、疏利透达等法的掌握及运用也需临证辨治灵活。积极有效地使用中医药治疗,是减少危重症转化率、降低病死率的关键,临证时需要在中医疫病理论的指导下，密切结合症状证情，精准辨证，灵活把握，随机应变，方可取得较好的治疗效果。

第四节 悬壶济世——小葫芦里有乾坤

"悬壶济世"多用于指医者行医，其中"壶"指的是葫芦，即"药葫芦"，也称蒲芦、壶卢等。葫芦可以说是世界上较古老的草本植物之一，浙江余姚河姆渡遗址曾发现了 7000 年前的葫芦和种子化石，葫芦作为盛水的用具被人们使用要远早于陶器和青铜器。葫芦的造型奇特，自然天成，早在诗经中就有关于葫芦种植与应用的记载，同时它还是一种吉祥物，蕴含人们对美好生活的向往。

关于葫芦也有很多神话故事流传至今，如创世神话伏羲、女娲就是靠躲在葫芦中才幸免于难，而传说道教中八仙之首的铁拐李总是背着一个大葫芦，里面装有各种灵丹妙药可以医治人间百病。《后汉书·方术列传·费长房》中也有关于"药葫芦"的典故记载。相传东汉时期河南汝阳人费长房是集市上的一名小官员，有一天他在集市上看到了一位竹杖上挂着葫芦的老人在卖药，上前询问后得知老者叫壶翁。等到天黑之时集市结束后，壶翁便纵身跳进了自己随身携带的葫芦里，这一幕恰被站在楼上的费长房看到，心中很是好奇，于是第二天费长房找到壶翁并以酒食款待。壶翁得知费长房的来意后高兴地邀请他于次日与自己同进入葫芦中一探究竟，却见这小小一方葫芦里别有洞天，装饰布置富丽堂皇，桌上摆满美味佳肴，费长房甚是惊奇，即刻拜壶翁为师，跟随他学习医术与修仙之道。数年之后，壶翁将自己的葫芦传给弟子后便离去，此后费长房接替壶翁为市民行医治病，成为东汉时期一代名医。他看病时总将葫芦挂在树上，人们看到葫芦便知道有医者行医救人，后来医家常在门前挂有葫芦，向世人表明"悬壶济世"的宏愿，也有了"悬壶济世"一词的由来，多用来指医者仁心，以高超医术普济众生。

葫芦有着很高的实用价值。

首先，葫芦是一种食物。《诗经》中有"七月食瓜，八月断壶"之说。古人将鲜嫩时的葫芦作为一种瓜果蔬菜食用，如元代王祯《农书》曰："匏之为用甚广，大者可煮作素羹，可和肉煮作荤羹，可蜜前煎作果，可削条作干。""瓠之为物也，累然而生，食之无穷，烹饪咸宜，最为佳蔬。"葫芦的烹饪方法多种多样，可烧汤做菜，也可腌制干晒，但一定要选择鲜嫩时期食用，成熟后便失去了食用价值。

其次，葫芦是一种容器。成熟后木质化的葫芦则不宜再食用，因为它有很强的密封性，可以有效地防止潮气进入，保持药物的干燥，是古代很多医家走街串巷行医的必备之物，人们常打趣道的"葫芦里卖的什么药"就来源于此。因为葫芦谐音"福禄"，有祈福、多子、辟邪的寓意，后世制作药瓶多会选择葫芦形状，其小巧玲珑，适合盛放丸剂、散剂、片剂等多种剂型的药物，方便携带且寓意吉祥。在上海中医药博物馆丰富的馆藏品中，可以见到多种不同规格与纹饰的葫芦药瓶。如明代"福寿康宁"青花葫芦药

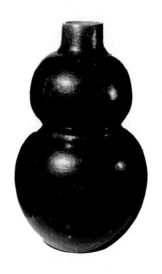

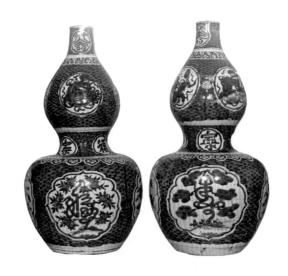

黑釉葫芦瓶（明代）　　　　　　　青花葫芦对瓶（明代）

瓶，通高 50.5cm，口径 5.5cm，底径 14.5cm，瓶口以篆书写"寿"字，上部绘以狮子戏球，灵气生动，活灵活现，腰间以花枝纹样组成"福寿康宁"四个字，下部绘以松柏梅竹等花卉图案，取意吉祥安泰，反映出当时工艺美术的审美取向。药瓶通体采用青花工艺，集书画及工艺美术于一身，体现了明代青花瓷制造的极高水平。清代青花缠枝花纹葫芦药瓶，通高 34cm，底径 20cm，有盖，盖上塑一虎钮，青花缠枝花纹繁而不乱，属于体积较大的葫芦药瓶，多固定摆放用于储存大量药品。清代蟠龙葫芦药瓶，通高 18cm，口径 4cm，底径 8cm，一条蟠龙花纹贯穿瓶身，好似蛟龙游走穿梭于天地之间，气势恢宏，增添了故事性和艺术性。而我们今天常见的速效救心丸仍沿用了葫芦形状的包装，虽然不似古代葫芦药瓶具有极高的艺术性和观赏性，但依然体现了葫芦与中医药的密切联系。

　　同时，葫芦作为一种药食同源的草本植物，也具有较高的药用价值。如明代李时珍的《本草纲目·菜部三》中可见"壶之细腰者为蒲芦"的记载。明代兰茂的《滇南本草》中亦记载："葫芦，气味甘、冷。主治解热、除烦、润肺、通淋、利小便，多食令人吐利脚痛。"葫芦有利尿、消肿、散结的功效，它的壳、花、籽、瓤、须、蔓、叶均可入药，不同的入药部位药用价值和功效也不尽相同。根据古代医书记载，葫芦花可作解毒之药，对各种瘘疮尤为有效；葫芦须、蔓药性与花相同，可治麻疮；葫芦瓤及籽可用来治疗牙龈或肿或露、牙齿松动等牙齿疾病，还可以治疗面部及四肢水肿、小便不通、鼻塞和一切痈疽。现代药理学研究表明，葫芦所含有的葫芦素具有较强的抗癌作用，临床研发的一种中成药"葫芦素片"常用于慢性肝炎和原发性肝癌的辅助治疗，具

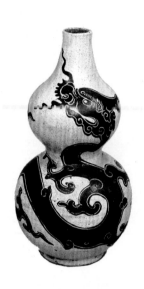

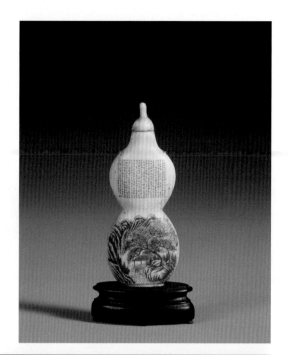

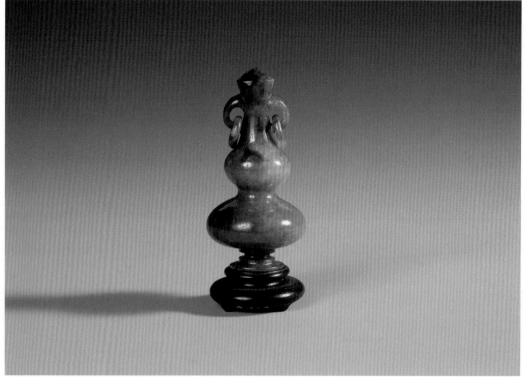

（左上） 黑釉蟠龙葫芦瓶（清代）

（右上） 微雕象牙葫芦瓶（清代）

（下） 碧玉葫芦瓶（清代）

有清热解毒、利湿退黄的功效。

由此可见，一个小小的葫芦却兼具吉祥文化和多种实用功能，蕴含着数千年的历史文化积淀，真可谓是"小葫芦里有乾坤"啊。

第五节　十二生肖药瓶与时间医学

在我国，择时服药有着悠久的历史，对应中医学"天人合一"的理论和"因时制宜"的治疗原则。

上海中医药博物馆馆藏诸多药瓶，其中清代十二生肖瓷药瓶分别绘有鼠、牛、虎、兔、龙、蛇、马、羊、猴、鸡、狗、猪，是精美实用的中药盛器，可作为识别方便按时辰服药。《灵枢·五乱》载："经脉十二者，以应十二月。十二月者，分为四时。"《灵枢·卫气行》载："岁有十二月，日有十二辰，子午为经，卯酉为纬。"人体内营气从肺经开始，流注于大肠经、胃经、脾经……肝经，再由肝经注肺经，如此周而复始。"子午流注"学说认为人体经脉的气血流注随着时间（十二时辰）的不同而有着盛衰开阖的变化，把握时间，按时服药，可以协调人体与自然之节律，维持气血阴阳之平衡，实现通经愈病之目的。

人生于天地之间，禀受天地之气，"天人合一"又称"天人相应"，是中医学的理论思想。"天时"与人的生理病理有着密切的联系。根据中医经络气血、五行阴阳、五脏六腑等基本理论，创造性地采用与人体生命活动周期相对应的预防及治疗方法，并寻找除在特定时间条件下对人体治疗的最佳对应点，以获得特定时间条件下的最佳疗效，便是基于"天人相应"的哲学思想产生的中医时间医学。

成书于 2000 多年前的《黄帝内经》载有大量有关时间医学的论述，其内容涉及生理、病理、诊断、治疗、养生等方面。近代医家恽铁樵曾说：《内经》之五脏，非血肉的五脏，乃四时的五脏。不明此理，则触处荆棘，《内经》无一语可通矣。"可见，时间医学也是《黄帝内经》理论体系的一部分。人的生命活动与自然界的周期存在着同步节律变化，研究中医时间医学对于说明疾病的变化以及诊断、治疗、预后养生都有一定意义。

一、因时变化

时间医学的基本特征，主要表现在人体的生命活动与自然界具有同步节律。如《素问·宝命全形论》曰："人以天地之气生，四时之法成……夫人生于地，悬命于天，天地合气，命之曰人。"《素问·三部九候论》亦云"上应天光星辰历纪，下副四时五行，贵贱更立，冬阴夏阳，以人应之"，表明自然变化所产生之日节律、月节律、年节律及超年节律，人亦应之。

《素问·生气通天论》言："阳气者，一日而主外，平旦人气生，日中而阳气隆，日

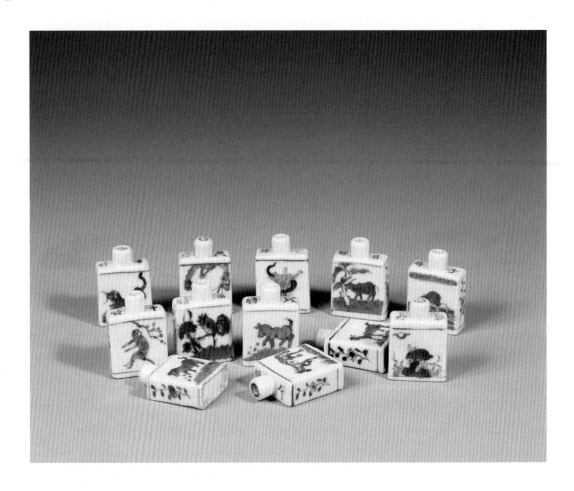

十二生肖药瓶（清代）

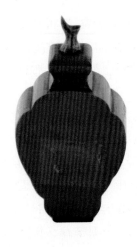 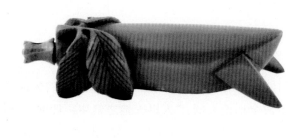

象牙药瓶（1）（清代）　　　　　象牙药瓶（2）（清代）

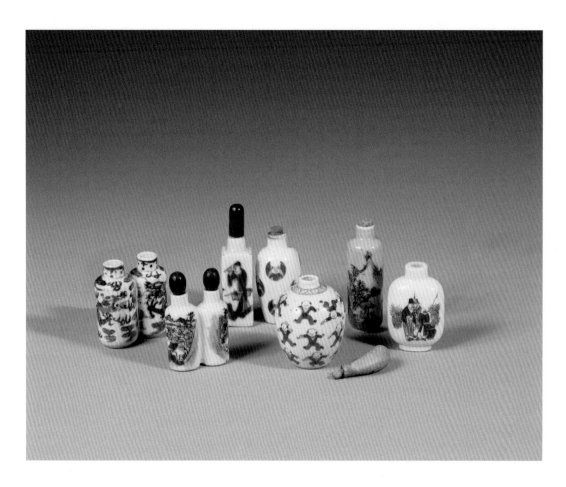

瓷药瓶（清代）

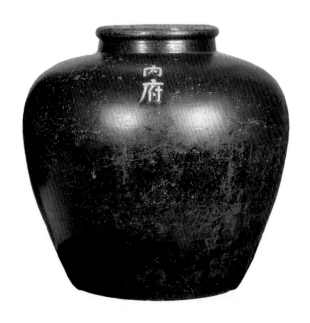

"内府"黑釉大药罈

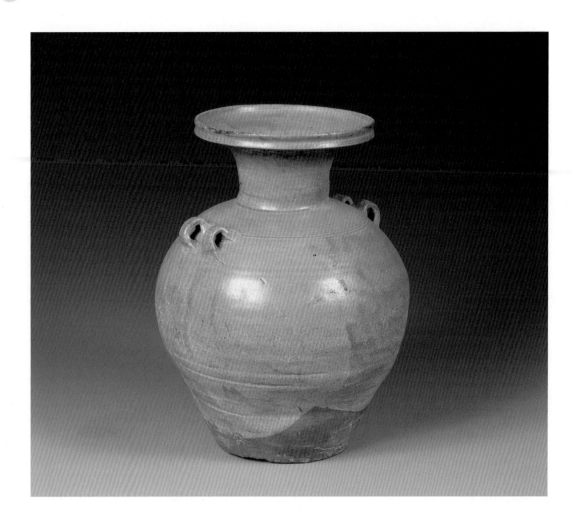

四耳药壶（晋代）

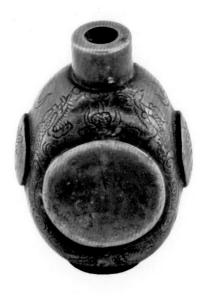

云龙纹铜鼻烟壶［清顺治三年（1646）］

西而阳气已虚，气门乃闭。"《素问·厥论》云："春夏则阳气多而阴气少，秋冬则阴气盛而阳气衰。"说明人体阳气随昼夜推移和四季变化而呈现盛衰变化。

《素问·八正神明论》云："月始生，则血气始精，卫气始行；月郭满，则血气实，肌肉坚；月郭空，则肌肉减，经络虚，卫气去，形独居。"月为阴之象，女为阴之体，女子月经周期与月象朔望周期具有一致性。

《素问·脉要精微论》载："春日浮，如鱼之游在波；夏日在肤，泛泛乎万物有余；秋日下肤，蛰虫将去；冬日在骨，蛰虫周密，君子居室。"分别说明了五脏及脉象与四季寒暑变化存在节律性反应。

《灵枢·天年》中记载："人生十岁，五脏始定，血气已通，其气在下，故好走；二十岁，血气始盛，肌肉方长，故好趋；三十岁，五脏大定，肌肉坚固，血脉盛满，故好步；四十岁，五脏六腑、十二经脉皆大盛以平定，腠理始疏，荣华颓落，发颇斑白，平盛不摇，故好坐；五十岁，肝气始衰，肝叶始薄，胆汁始减，目始不明；六十岁，心气始衰，苦忧悲，血气懈惰，故好卧；七十岁，脾气虚，皮肤枯；八十岁，肺气衰，魄离，故言善误；九十岁，肾气焦，四脏经脉空虚；百岁，五脏皆虚，神气皆去，形骸独居而终矣。"人之生、长、壮、老、已过程中，气血、脏腑都呈现着周期的、动态的因时变化。

二、因时诊病

时间因素对于疾病的诊断同样具有重要意义。《素问·脉要精微论》云："诊法常以平旦，阴气未动，阳气未散，饮食未进，经脉未盛，络脉调匀，气血未乱，故乃可诊有过之脉。"指出诊脉时间需在清晨内外环境相对稳定，患者气血未受干扰时进行。

疾病的发生和变化均存在节律性。《灵枢·顺气一日分为四时》指出疾病具有"旦慧，昼安，夕加，夜甚"的变化规律。《素问·咳论》明确提出"五脏各以其时受病"。《素问·金匮真言论》则总结了四季发病的规律："春善病鼽衄，仲夏善病胸胁，长夏善病洞泄寒中，秋善病风疟，冬善病痹厥。"《素问·阴阳应象大论》对时令性多发病进行了记载："冬伤于寒，春必温病；春伤于风，夏生飧泄；夏伤于暑，秋必痎疟；秋伤于湿，冬生咳嗽。"《素问·热论》曰"先夏至日者为病温，后夏至日者为病暑"，以夏令前或后的发病时间作为诊断温病和暑病的根据。

三、因时疗病

中医学理论认为，疾病治疗要顺乎自然，顺应四时治疗。《素问·脏气法时论》云"合人形以法四时五行而治"。《素问·六元正纪大论》则提出"用寒远寒，用凉远凉，用温远温，用热远热"的用药规律。《脾胃论·用药禁忌论》曰："夫时禁者，必本四时升降之理……春宜吐……夏宜汗……秋宜下……冬周密……"

此外，应注意要按照疾病的周期和传变规律进行治疗。《素问·热论》在论述伤寒按日传变后，指出："其未满三日者，可汗而已；其满三日者，可泄而已。"

人身之气血周流出入皆有定时，应以经络为基础，根据不同的时间选用不同的穴位来进行针刺治疗，或者选用不同的药物进行治疗。《素问·刺疟》载："凡治疟，先发如食顷乃可以治，过之则失时也。"强调治疗要善于把握时机。《素问·八正神明论》指出："凡刺之法，必候日月星辰、四时八正之气，气定乃刺之。"

四、因时养生

《灵枢·本神》云："故智者之养生也，必顺四时而适寒暑，和喜怒而安居处，节阴阳而调刚柔，如是则僻邪不至，长生久视。"说明聪明的人养生要顺应四时，适应寒暑和环境的变化，情志要平和，调理阴阳盛衰，这样才能延年益寿。

《素问·四气调神大论》提出："夫四时阴阳者，万物之根本也。所以圣人春夏养阳，秋冬养阴，以从其根……逆其根，则伐其本，坏其真矣。"春养生、夏养长、秋养收、冬养藏是四季养生法则：春季的生活起居要遵循"夜卧早起，广步于庭"的养生原则，逆之则易伤肝；夏季的生活起居要遵循"夜卧早起，无厌于日"的养生原则，逆之则易伤心；秋季养生要遵循"早卧早起，与鸡俱兴"的原则，逆之则易伤肺；冬季养生要遵循"早卧晚起，必待日光"的原则，逆之则易伤肾。

明白天道地理、日月星辰，掌握四时八节之时序，顺应大自然的规律，求得与人体阴阳气血变化的相对统一，方能愈病延年。

第六节　形神兼修，颐养天年——文房"四宝"皆为药

"文房四宝"笔、墨、纸、砚是中国书画文化的传统用具，也是文化的载体和象征，历代文人墨客对文房四宝多有赞叹。"文房"加"四宝"，构成了一个文雅静谧而又可以从事文化创作的佳境。

"文房四宝"之一的墨具有一定的药用价值。墨的品种可分为松烟墨、油烟墨两大类。松烟墨是我国较早年代的制墨法。李时珍曾对松烟墨本身的药用价值记述甚详，尤其是从墨之释名、功效、使用禁忌、方剂等多方面给出了详尽记载：墨又名乌金、陈玄、玄香、乌玉块，其气味"辛、温、无毒"，除了具有"利小便，通月经，治痈肿"的功效外，李时珍还引《开宝本草》的记载"止血，生肌肤，合金疮，治产后血运、崩中卒下血，醋磨服之；又止血痢及小儿客忤，捣筛温水服之。又眯目物芒，入目点摩瞳子上"。由于墨本身的药用价值，再加上历代墨工在制墨过程中往往辅以多种名贵中药材，所以医家以墨入药已经从理论和实践上形成了完备的体系。

砚台是文房四宝之一，为古时中医医生临证处方、撰写诊籍和编纂医书的必备用具。由于它质地坚固，能代代相传，故在流传至今的古代文房四宝中砚最为多见。上海中医药博物馆馆藏清代名医吴尚先用砚，砚长 17cm，宽 12.5cm，高 2.5cm。该砚为清

代名医吴尚先著《理瀹骈文》所用之砚，砚背左侧刻有篆文两行共 11 字："潜玉老人著理瀹骈文之砚"及行书 8 字"戊辰（1868）十月陈遇安镌"。吴尚先（约 1806—1886），字师机，原名安业，晚年亦署杖仙，别号潜玉居士，钱塘（今属浙江杭州）人。吴尚先善用外治法治疗内外诸疾，尤以按穴位辨证施用膏药薄贴见长。其积数十年之经验，著《外治医说》，后取《子华子》（此书系后人伪托）"医者理也，药者瀹也"之意，易名《理瀹骈文》。是书中详细论述了中医外治法的理论根据和具体治疗措施，是中医学中独具一格的著作。

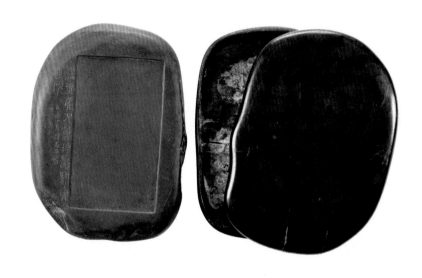

吴尚先著《理瀹骈文》用砚（清代）

　　四种器物扮演着不同的角色，以砚研墨，以笔书纸。古人有"笔砚精良，人生一乐"之说。精美的"文房四宝"在中国古代文人眼中不只是实用的工具，更是精神上的良伴。文人士大夫赋予了"文房四宝"深沉含蓄的魅力，"文房四宝"则帮助文人士大夫形神兼修，达到自己所追求的和谐安乐境界。

　　中医养生学提倡形神合一，形神兼修，不仅要注重形体的保养，而且还要注重精神的保养，"神明则形安"，"守神而全形"。《黄帝内经》受当时道家思想的影响，非常重视"神"在人体中的作用，认为养生当以养神为要，并指出："一曰治神，二曰知养身，三曰知毒药为真，四曰制砭石小大，五曰知腑脏血气之诊。五法俱立，各有所先。"此即把"治神"放在首位，主张养生要清心寡欲。

　　《素问·上古天真论》曰："夫上古圣人之教下也，皆谓之虚邪贼风，避之有时，恬惔虚无，真气从之，精神内守，病安从来。是以志闲而少欲，心安而不惧，形劳而不倦，气从以顺，各从其欲，皆得所愿。故美其食，任其服，乐其俗，高下不相慕，其民故曰朴。是以嗜欲不能劳其目，淫邪不能惑其心，愚智贤不肖不惧于物，故合于道。所以能年皆度百岁而动作不衰者，以其德全不危也。"擅长养生之道的古人告诉我们，要及时躲避四时邪气，内心恬静淡泊，排除杂念妄想，以使真气顺畅，精神守持与内，这样，疾病就无从发生。上古之人都能心态安闲而少欲望，心境安定而不忧惧，形体劳动而不疲倦，真气从容而顺调，感到自己的愿望得到了满足，以自己所食用的食物为甘美、所穿着的衣服为舒适、所处的环境为安乐，不因地位的尊卑而羡慕嫉妒。任何不正当的嗜欲都不会引起他们注目，任何淫乱邪僻的事物也都不能惑乱他们的心志。无论愚笨与聪明，能力大与小，都不因外界事物的变化而动心焦虑，故而符合中医的养生之道。古人之所以能够年龄超过百岁而动作不显衰老，正是由于领会和掌握了修身养性的方法而身体不被内外邪气干扰危害所致。因此《黄帝内经》认为生病"起于过用"，提倡"形劳而不倦""不妄作劳"，唐代养生家孙思邈也主张"动而中节"。

早在春秋战国时期，我国古代的思想家老子和庄子便提出了"清静无为"，极力主张人们尽量地保持心灵纯粹而不杂，始终如一地坚守静而不躁的思想情绪。《黄帝内经》首次从医学的角度提出了"恬惔虚无"的摄生防病思想，对后世影响极大。

嵇康《养生论》提出了养生修炼原则，即"修性以保神，安心以全身，爱憎不栖于情，忧喜不留于意，泊然无感，而体气和平；又呼吸吐纳，服食养身，使形神相亲，表里俱济"。一是精神修炼，即修性安心的功夫，一是形体修炼，即呼吸吐纳与服食的功夫，两者的最后目标是达到形神结合、表里贯通。

金元医学大家朱丹溪认为，六欲七情之伤，一般先激起"脏腑之火"，"五志激之，其火随起"，相火起则阴血伤。他进一步说到，相火旺者多私欲过高，贪财、贪欲、贪馨香，火自内生，煎熬真阴，阴虚则病，阴绝则死。因此，朱丹溪认为，欲保人身之真阴，必须"收心养心"。他在医著《格致余论》中说："古人谓不见所欲，使心不乱。夫以温柔之盛于体，声音之盛于耳，颜色之盛于目，馨香之盛于鼻，谁是铁汉，心不为之动也！善摄生者……亦宜暂远帷幕，各自珍重，保全天和"。

"文房四宝"体现的是中国文化影响下的精神追求。可谓养心妙"药"，舞纸弄文、挥毫泼墨、作画吟诗，能够帮助文人调整内心，使心态平和，去除贪嗔痴，自我知足，从而使人获得一种恬淡虚无的心境。古代文人立心纯洁，欲望和邪念就少，处志宁静，就不惧喧嚣和干扰，孜孜于自己的事业，心怀天下，淡处人世。文人的形神兼修，正是中医精神养生的真实实践。

第六章

传承发扬　中西汇通

近代医学的发展以中医的抗争与中西医碰撞、交融、汇通为主要内容，中医界的有识之士团结起来，私人创办中医学校，组织学术团体，出版医学刊物。以丁甘仁、程门雪、严苍山、陈存仁、恽铁樵等为代表的海派名医，其精湛的琴棋书画造诣，彰显了才子儒医们深厚的文化底蕴。

第一节 中华医学会的诞生及发展

上海中医药博物馆前身是中华医学会医史博物馆，而中华医学会的诞生背景又是怎样的呢？民国初年是一个动荡的时代，同时又是西风东渐，新思潮、新知识、新技术不断涌入古老中国大地的时代。1915 年 2 月 5 日，伍连德、颜福庆等 21 位我国现代医学的开拓者聚首上海，宣布正式成立中国近代史上第一个西医学学术组织——中华医学会。这是一个重大的具有里程碑意义的事件，它标志着中国人依靠自己的力量，开始有组织地迈进现代医学的大门。中华医学会的创立，是中国人自主传播、发展西医的标志。

中华医学会是中国医学科学技术工作者的群众性学术团体。1910 年，伍连德在报纸上曾发出成立医学会的倡议。1914 年 5 月，伍连德、颜福庆、俞凤宾、刁信德、肖智吉、古恩康、黄琼仙 7 位发起人在俞凤宾家中讨论组织中华医学会事宜。1915 年 2 月，国内各地医师 21 人在上海借中国博医会召开年会之际，举行中华医学会成立大会，推选颜福庆为第一任会长，会址定在上海。1915 年 11 月，中英文并列的《中华医学杂志》创刊，第 1 卷第 1 期发表《中华医学会宣言书》，宣布学会的宗旨为"巩固医家友谊，尊重医德医权，普及医学卫生，联络华洋医界"。1916 年 2 月，在上海召开的第一届会员代表大会，通过学会章程，选举伍连德为会长，并决定每两年召开一次代表大会，随即开展学术活动和组织工作。截至 1931 年，广东、上海、北京、南京、湖南等地成立中华医学会支会。

1932 年 4 月，中华医学会与中国博医会举行联席会议，宣布两会合并，仍称为中华医学会。同年 9 月，合并后的第一次代表大会（即第九届大会）召开，选举牛惠生为会长。当时会员已达 1500 余人，中华医学会成为当时全中国医学界的总代表。

抗日战争时期，上海沦陷后，中华医学会总会由上海迁至重庆，但上海作为中国医学中心的地位没变，中华医学会的机关刊物《中华医学杂志》与《中华医学会英文杂志》[今名《中华医学杂志（英文版）》]等杂志还在上海继续出版，中华医学出版社在上海池滨路 41 号会址坚持工作，发起募捐活动，以支持学会出版事业。1946 年，中华医学会总会迁回上海。1947 年 4 月 21 日，中华医学会理事会正式决定加入世界医学会。

学会自成立到 1949 年共召开会员代表大会 15 次，成立的专科学会有医史、内、外、妇、儿、卫生等 12 个，出版了《惠嘉二氏内科要览》《迈魏二氏外科手术》《罗氏卫生学》《高氏医学辞汇》等书籍，以及《中华医学杂志》《中华医学会英文杂志》《中华健康杂志》《医文摘要》等期刊。此时会员人数已达 3700 余人。

1950 年，中华医学会召开第 16 届会员代表大会。大会按照中华人民共和国政府第一届全国卫生会议所确定的全国卫生工作方针，修改了学会章程，选举傅连暲为理事长，总会会址由上海迁到北京，北京成为中国医学中心。全国各省、自治区都设有中华医学会分会。在中国共产党的领导下，中华医学会秉持爱国为民、促进医学进步的理念，殚精竭虑，谋求卫生事业发展和人民健康福祉。

1951 年 1 月，中华医学会加入中华全国自然科学专门学会联合会。1958 年 9 月，中国科学技术协会成立，中华医学会成为其组成部分之一。20 世纪 50 年代中期，专科学会已增到 15 个，主办医学期刊 19 种。1960 年，大部分期刊因检查工作一度暂停，随后相继复刊。国际医学交往也有所增加。1956 年，第 18 届会员代表大会时，会员（包括中医 105 人）已达 15218 人。

改革开放之后，学会的会务和学术活动有较大发展，这也是中华医学会工作最活跃的时期。中华医学会焕发出新的生机和活力，开展学术交流，促进医学科学发展仍是学会的主要任务。中华医学会与港澳地区交往非常密切，现又开展了海峡两岸的学术交流和友好往来，也与世界医学会及许多国际性专科学会建立了密切联系，同许多国家的医学会进行了友好交流。中华医学会发展至今已拥有 90 余个专科分会、67 万会员，主办 130 多种学术期刊，成为我国规模最大、组织健全、深具影响力和号召力的学术团体。

一、出版发展工作

1950 年前，中华医学会历年编辑出版了《惠嘉二氏内科要览》《迈魏二氏外科手术》《罗氏卫生学》《高氏医学辞汇》等重要书籍约 130 种，《中华医学杂志》《中华医学会英文杂志》《中华健康杂志》和《医文摘要》5 种期刊与《中国医界指南》等年鉴 2 种。

由于经济极度困难、战事连绵、生活不安，许多书籍和杂志的编辑出版遇到了极大的困难，上海各类医教研机构或者虔诚的医师，他们以个人及家族的财力，苦心经营和维持这些书籍和期刊的出版，才使几乎停刊的期刊能继续出版，或使停刊的期刊复刊。1942 年 11 月 1 日，中华医学会上海办事处正式停止工作。为继续供应沦陷区医学书刊，中华医学会另设中华医学出版社，由王吉民任社长，富文寿任董事部主席，其唯一宗旨为继续编印及出售学会 4 种中英文定期刊物及 5 种医学书籍。至 1946 年，中华医学出版社在上海池滨路 41 号坚持工作，发起募捐活动，以支持学会出版事业。

1951 年以后，中华医学会在出版工作上只负责主办期刊（书籍方面由人民卫生出版社出版），起初负责中华医学系列杂志、后增加国际医学系列杂志和其他杂志，形成了国内外医药卫生界数量最多、影响最大、权威性最强的医学期刊系列。

1950 年 7 月，《中华儿科杂志》在上海创刊，陈翠贞任主编，宋杰、顾庆祺任副主编，该刊后迁往北京编辑出版。1956 年，中华医学会编辑出版杂志 16 种；至 2015 年，中华医学会已主办 131 种学术期刊，中华医学会杂志社也成为目前国内最大，且最具影响力的医学专业杂志社。

中华医学会系列杂志始终走在传播最新医学知识、交流最新科研成果、引导学术发展方向、推动医学科技进步的前沿，被公认为中国医学界最有学术权威性的杂志系列。期刊发行至全世界 60 多个国家和地区，并与国外近千种医学期刊建立了长期交流关系。中华医学会杂志社还与全球最大的医学专业出版集团荷兰威科集团合作，将中华医学会系列杂志英文资源推向国际，将中国优秀的医学专业研究成果介绍到全世界。同时，中华医学会杂志社也积极促进国内外的双向学术交流。创刊于 1887 年的《中华医学杂志（英文版）》，多年来一直被国际著名检索机构科学引文索引（SCI）收录，并以开放获取的形式（OA）实现全文上网，在国际医学学术交流中发挥着越来越重要的作用。

（一）《中华医学杂志》（1915—　　）

《中华医学杂志》是中华医学会的机关刊物，也是中国最重要的医学期刊，乃至科技期刊中刊龄最长、在国内外影响最大的中文综合性医学科技期刊。先后有 17 任中华医学会会长、27 任副会长担任过《中华医学杂志》的总编辑或副总编辑。伍连德、俞凤宾、刁信德、林宗扬、高镜朗、金宝善、李涛、黄贻青、朱恒璧、余岩、王吉民、朱章赓、张昌绍、贾魁、方石珊、钟惠澜、黄树则、黄胜白、徐诵明、钱信忠、李志绥、顾方舟、王镭、巴德年、高润霖等著名医学科学家曾担任总编辑或主持工作。《中华医学杂志》发现、培育和成长了我国一代又一代医学科学家。我国众多的著名医学科学家，如沈克非、张孝骞、林巧稚、黄家驷、汤飞凡、钟惠澜、张晓楼、曾宪九、诸福棠、林兆耆、朱宪彝、吴英恺、吴阶平、邓家栋、黄树则、钱信忠、宋鸿钊、裘法祖、陈中伟、翁心植等都曾是《中华医学杂志》的核心作者、读者和编者。经过数代人的不懈努力，历经北洋政府、国民政府、"九一八"事变、抗日战争、解放战争时期，几乎没有间断过编辑出版。《中华医学杂志》的发展反映了我国医学科学发展的进程，见证了我国医学科学发展的历史。

《中华医学杂志》自创刊以来，始终坚持以服务广大会员和医药卫生科技人员、促进国内外医学学术交流和医学事业发展为宗旨，全面反映中国医学最新的科研成果，紧密跟踪世界医学科技进步的潮流，理论与实践结合，提高与普及并重，积极推广医药卫生领域的新技术、新成果，及时交流防病治病的新经验，大力普及医学科技新知识，为提高中国广大医药卫生人员的思想和职业道德修养、医学科学理论和业务技术水平，推动中国医学科技进步和知识创新，以及繁荣中国医学科技出版事业，发挥了重要作用。

在国际上，《中华医学杂志》于 1927 年被美国医学会《累积医学索引》（CIM）收录，成为我国最早被国外医学索引收录和被世界医学界关注的中文医学期刊，1941 年起被美国国立医学图书馆出版的《科学索引》（IM）收录，其后被该馆的联机检索系统 PubMed 收录。

《中华医学杂志》创刊于 1915 年。创刊之初是中、英文双语期刊，英文刊名为 *National Medical Journal of China*，伍连德任总编辑，1916 年 3 月出版第 2 卷第 1 期，并定为季刊。当时主要刊登学会的规章制度、病例报告、译文等内容。1917 年 1 月，该刊由伍连德、俞凤宾共任总编辑，实际由俞凤宾主持，当时中华医学会会所和该刊编辑部都设在上海南京路俞凤宾诊所楼上，1925 年 3 月后迁至上海西藏路 545 号时疫医院办公（但通信地址还是上海南京路俞凤宾诊所）。当时该刊没有固定的经费，以医药公司广告费的收入支付印刷、纸张等费用。俞凤宾腾出自己在南京路诊所的一间小屋作为编辑室，并约请助理人员协助发行、联系、印刷等事务。他在自己的学术黄金时期为学会、为该刊编辑工作和医学名词的统一倾注了主要的精力，他在该刊发表了《医学名词意见书》和《推行医学名词之必要》的评述文章，在我国首先提倡规范化的医学名词，使该刊成为倡导使用规范化医学名词最早的期刊。该刊从创刊始，就树立了正确的办刊宗旨和良好的学术风范，并提倡西医学习中医，使该刊成为倡导和推行中西医结合的先行期刊，为保存和发扬中医学宝库做出了自己的历史贡献。1922 年，刁信德、俞凤宾共任总编辑，同年发表朱恒璧的文章《解剖尸体之商榷》，成为最早在我国倡导尸体解剖的医学期刊。1926 年，高镜朗任总编辑。1928 年，金宝善接任总编辑，同年该刊的出版由上海迁往北平。1932 年，《博医会报》和《齐鲁医报》合并于该刊，《中华医学杂志》中英文版分别出版，设各自的编辑部，并有不同的办刊方针和读者对象，但都属中华医学会主办并领导。当时，该刊内容更加丰富，栏目不断扩大。1934 年，该刊由双月刊改为月刊，并迁回上海出版，余岩（余云岫）任总编辑。

1937 年 8 月，淞沪战争爆发，但该刊仍坚持发行，由于该刊原创性文章与日俱增，创造性成果不断问世，其学术水平和刊物质量不断提高。自 1941 年 1 月开始，该刊被美国国立医学图书馆《医学索引》（IM）收录，成为美国医学图书馆馆藏期刊。1942 年，中华医学会总会迁往重庆，该刊也改出上海版和重庆版，上海版由王吉民负责编辑和发行。1942 年 11 月，为应付复杂环境、保持学会财产，总会上海办事处决定停止工作。为了继续供应沦陷区医学书刊，中华医学会另设中华医学出版社，董事部主席为富文寿，会计为周诚浒，社长为王吉民。该出版社唯一宗旨就是继续编印及出售医学杂志及书籍，共编辑出版中英文《中华医学杂志》《中华健康杂志》《上海医事周刊》定期刊物 4 种及医学书籍 5 种。由于多种原因，《中华医学杂志》于 1943 年由月刊改为双月刊。1946 年，中华医学会总会迁回上海，该刊才结束了分两地出版的局面，中华医学出版社即结束该社工作。但不管困难多大，该刊都未曾停止出版，显示出极强的学术生命力。1947 年，张昌绍任总编。1948 年，《中华医学杂志》由双月刊改为月刊。1951 年，该刊随中华医学会总会迁至北京出版，贾魁教授任总编辑。

1952 年 10 月，根据中央人民政府卫生部和出版总署"关于调整全国医药卫生期刊出版的决定"，《中华医学杂志》与中央人民政府卫生部出版的《中华新医学报》合并，仍称《中华医学杂志》，为当时全国唯一的综合性医学期刊。1953 年 1 月，方石珊、黄树则任编委会主任委员，贾魁、钟惠澜、黄树则、李涛任总编辑，这使编辑力量进一步加强。

1955 年 1 月，中华医学会决定由黄胜白、贾魁、钟惠澜、黄树则、李涛任总编辑。为进一步倡导学术民主，开展学术讨论，1956 年 10 月，中华医学会常务理事会决定，由徐诵明任总编辑，黄胜白、贾魁、钟惠澜、黄树则、李涛、计苏华任副总编辑。1959 年 3 月，为贯彻中国科协会议精神，调整学术团体的组织机构，中华医学会、中国药学会、中华护理学会、中国防痨协会实行四会合署办公；同时，《中华医学杂志》与《医学史与保健组织》合并，并更名为《人民保健》，同年 4 月《中华卫生杂志》也并入《人民保健》。由于报道范围和重点以及办刊方针出现混乱，读者和作者难以认可，同年 12 月《中华医学杂志》又从《人民保健》中分出，重新复刊，并补出第 40 卷；《人民保健》也只出了不足 2 卷，于 1960 年 7 月停刊。1960 年 5 月，《人民保健》第 5 期发表了《积极开展医药卫生界的学术争鸣》。1960 年 6 月，根据上级通知，要求停刊检查杂志中有无"泄密、浮夸和修正主义"等问题，《中华医学杂志》到 1961 年 6 月才复刊，停刊达 1 年之久。

1963 年 1 月，《中华医学杂志》编辑委员会换届改选，钱信忠任总编辑。1963 年 10 月，《中华医学杂志》报道了上海市第六人民医院陈中伟、钱允庆、鲍约瑟的《前臂创伤性完全截肢的再植一例报告》，引起国际瞩目，开创了世界断肢再植成功的先河，陈中伟教授也被国际医学界誉为断肢再植的奠基人和"断指再植之父"。首例断肢再植成功，推动了我国乃至世界断肢再植的发展，并导致了显微外科学的诞生，使我国这一领域始终处于国际领先地位。

1966 年 8 月，《中华医学杂志》被迫停刊。直到 1972 年 5 月，《中华医学杂志》才在周恩来总理的关怀下批准复刊。此次停刊时间达 6 年之久，形成了学术空白区，给我国医学学术的发展造成了巨大损失。1972 年 11—12 月，《中华医学杂志》出版 2 期内部发行的试刊号；1973 年 1 月才恢复公开发行，黄树则、李志绥、顾方舟、王镭、巴德年、高润霖等曾担任总编辑或主持工作。

《中华医学杂志》历尽沧桑，走过了一个世纪的艰难道路，记录了我国近现代医学科学发展的历程，见证了我国医学科技期刊的发展历史。

（二）《中华医学杂志（英文版）》（*Chinese Medical Journal*）

《中华医学杂志（英文版）》是中华医学会会刊，创刊于 1887 年，半月刊，是中国唯一被 SCI 核心版收录、具有百年以上历史的医学期刊，同时是我国最早的也是刊龄最长的英文科技期刊。该刊重点报道我国医学各学科最新进展和高水平科研成果，是我国医学与世界交流的重要窗口。2010 年 4 月，该刊被选为国际医学期刊编辑委员会成员，获得了国际同行的广泛认可与接受。该刊目前已被国际上 20 余种著名数据库收录，包括《科学引文索引》（SCI）、《医学索引》（IM）、MEDLINE、《化学文摘》（CA）、《生物医学文摘》（BA）、《荷兰医学文摘》（EM）、《俄罗斯文摘杂志》（AJ）等国际著名检索系统。

《中华医学杂志（英文版）》，所谓英文版，其实不是中文《中华医学杂志》（National Medical Journal of China）的英文翻译，它是一份独立的杂志，有独立的编辑方针、计划、读者对象、编辑室、编委会，不过都属中华医学会的刊物。该刊的前身要追溯到 1887 年创刊的《博医会报》，其长达 130 年的发展史是我国医学成长与前进的记录和见证。随着杂志影响力的不断提高，来稿量以 30% 的速度递增。稿件来源除国内外，还来自美、英、日、德、法等 20 多个国家和地区。《中华医学杂志英文版》多年来一直被国际著名检索机构 SCI 收录，并以开放获取的形式（OA）实现全文上网，过期期刊数字化到 1931 年，在国际医学学术交流中发挥着越来越重要的作用。

《中华医学杂志（英文版）》的前身是《博医会报》（1887—1931），1930 年该刊发行数已达 2000 册以上，是当时美国国立医学图书馆 CIM 接受编目中仅有的中国出版的英文医学杂志。

1932 年 1 月，《中华医学杂志》英文部分与《博医会报》（月刊）合刊，刊名定为 *Chinese Medical Journal*（中文名称为《中华医学会英文杂志》，其卷次沿用 1887 年创刊的《博医会报》并与其衔接）。

1932 年，杂志编辑部由上海迁往北平协和医学院，实际上是由上海马雅各（J. L. Maxwell）等负责、北平林宗扬等负责两处编辑部。1941 年，由于珍珠港事件爆发，协和医学院关闭，该刊编辑部被迫迁回上海出版，但由于缺少稿源及人力物力不足，1942—1945 年每年最多出版 6 期，最少只有 3 期，当时该刊还曾出过成都版、华盛顿版。1946 年，中华医学会总会迁回上海，该刊正式为双月刊，1948 年改为月刊，后又改为双月刊。1951 年，该刊随中华医学会总会迁往北京出版，1957 年改为月刊。1966 年 10 月至 1968 年，杂志在"极左路线"下更名为《中国医学》，内容只有极少数医学论文。幸运的是，美国 CIM 仍将其列入，未被遗忘。由于"文化大革命"，该刊于 1969 年 1 月到 1974 年不得不停止出版，前后 6 年。这不能不说是该刊的一次重大创伤，是我国医学文献上的一段空白。

2006 年，该刊改为半月刊。2010 年 4 月，该刊被选为国际医学期刊编辑委员会成员，获得了国际同行的广泛认可与接受。目前该刊已被国际上 20 余种著名数据库收录，包括 SCI、IM、MEDLINE、CA、BA、EM、AJ 等国际著名检索系统。

（三）《中华健康杂志》

由中华医学会公共卫生委员会主办、中华医学会出版的医学普及刊物《中华健康杂志》，于 1939 年在上海创刊，公共卫生委员会主席黄子方担任首任总编辑。该刊栏目设置明确，内容所涉广泛，作者队伍专业，广告审查严格，图文并茂，附有英文摘要。黄子方逝世后，杂志在上海编辑，王吉民、余新恩先后任总编辑兼发行人，为杂志的发展做出了贡献。由于经济极度困难和战事连绵、生活不安，该刊的编辑出版遇到了极大的困难。后因学术团体和学术期刊的调整，该刊于 1951 年停刊。

（四）《医史杂志》

1947 年 3 月，《医史杂志》在上海创刊，余云岫任主编。该刊为中英文合刊，1949 年停刊，1951 年复刊，1953 年改名为《中华医史杂志》，在北京编辑出版。1957 年，该刊增加保健组织内容，改名为《医学史与保健组织》。1959 年，该刊与《中华医学杂志》合并，改名为《人民保健》，1961 年停刊，1980 年 10 月复刊，仍名《中华医史杂志》。1987 年，该刊被英国维尔康医史研究所（Wellcome Institute for the History of Medicine）权威医史论文索引刊物《医学史最新论著》收录。1991 年，美国出版的《史学文摘》和《历史与生活》载录本刊论著摘要和目录索引。1994 年，该刊被世界卫生组织 ExtraMed 光盘收录。1996 年，该刊被我国《中国学术期刊（光盘版）》全文收录，1999 年加入"中国期刊网"。后来又成为被 PubMed 收录期刊。

二、各科专门委员会和学会

1930 年，中华医学会第 8 次大会在上海召开，设立法医委员会和卫生教育委员会。

1932 年，中华医学会第 9 次大会在上海爱文义路李斯特研究院召开，学术会议分内科、外科、公共卫生、病理学、生理学、眼耳鼻喉科、妇产科、皮肤科、放射学、麻风病学等组举行，宣读论文共 150 余篇。当时学会下设医学教育、公共卫生、医院标准审查、出版、医师业务保障、研究、教会医事等委员会。

1936 年 2 月，经学会批准，由本会主席朱恒璧主持，在上海宣布成立医史委员会（1936 年 12 月正式定名为医史学会），王吉民任会长，李涛任副会长。

1936 年 2 月，学会精神病学委员会在上海开会，选举颜福庆为主席，韩芬为秘书。会议议决：医学院及护士学校应设精神病学一科，并设精神病研究班；向政府建议在民法中列入关于精神病的规定，并组织起草委员会；推进精神病研究及治疗。

1937 年 4 月 1—8 日，中华医学会第 12 次大会与中国生理学会大会、中国病理学微生物学会大会、中华麻风救济会大会在国立上海医学院联合召开。大会同时举办了

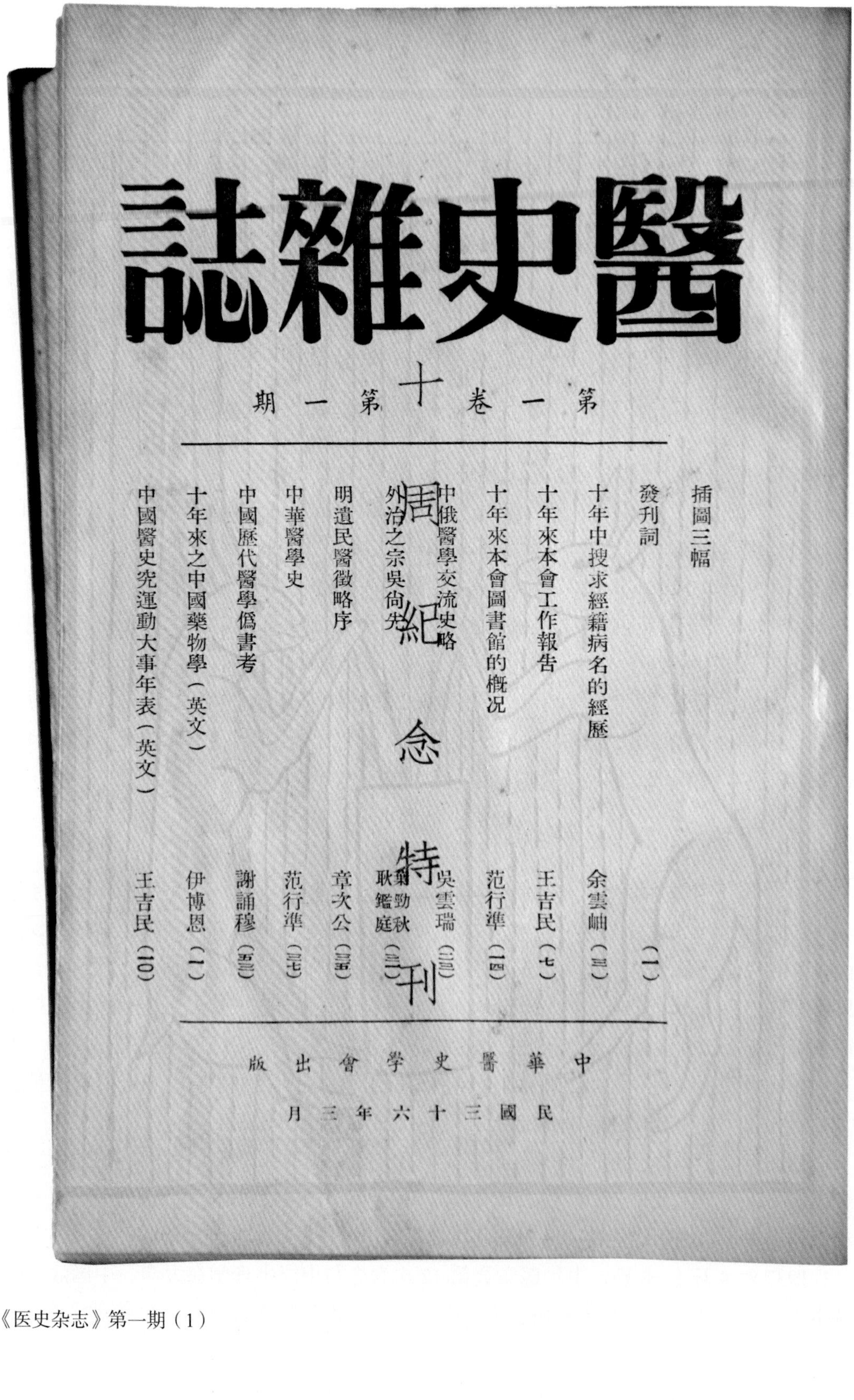

醫史雜誌

第一卷第一期

十周紀念特刊

插圖三幅
發刊詞 (一)
十年中搜求經籍病名的經歷 余雲岫 (三)
十年來本會工作報告 王吉民 (七)
十年來本會圖書館的概況 范行準 (一四)
中俄醫學交流史略 吳雲瑞 (二〇)
外治之宗吳尚先 葉勁秋 耿鑑庭 (三一)
明遺民醫徵略序 章次公 (三五)
中華醫學史 范行準 (三七)
中國歷代醫學僞書考 謝誦穆 (五三)
十年來之中國藥物學(英文) 伊博恩 (一)
中國醫史究運動大事年表(英文) 王吉民 (10)

中華醫史學會出版

民國三十六年三月

《医史杂志》第一期(1)

發刊詞

醫史之學爲史學中之一門，且居學術史中之要席，蓋一國人文之進化，醫學實居前衛，未聞醫學落後之國家，

而有高深之文化者，亦未聞在焜炳之學術史中無醫學之地位者。然則欲考鏡已往醫學之事功其史事可棄置不

道乎？

吾國史家多崇史法，上推仲尼丘明，次推遷固以爲其書史法精嚴，奪爲惇史，後學莫可仰攀顧其所記，亦多一

家一國之興衰其言學術之隆汙生民之菀悴蓋僅千百中之十一焉。此十一之中又半出於庸豎之口委巷之談其

眞可爲學術史材者有幾何哉是則雖欲考鏡往事其道彌艱。

中世以還人事漸賾記錄稍繁雖此量未多，而專史之業已孝甲出焉，在吾醫家唐有甘伯宗名醫傳宋有許愼

齋歷代名醫探源報本之圖明有熊宗立醫學源流而嘉靖初祥符李川父濂復以列傳之體目爲醫史中國之有醫

史稱號濂書其嚆矢也。繼此有作，亦有數家然皆依傍於前例拾瀋於陳篇爲比次之書而未能盡愚爲獨斷之業而

未能盡智也。惟其所失，亦有可得而言者

考諸前修言史之作得二家焉一曰唐劉子玄之史通，再曰清章學誠之文史通義二家之書文製並茂，其揚榷

史業掎摭利病皆自謂前無古人，然子玄首標六家之旨爲全書喉衿，而不聞百氏史書作法之則學誠唱導六經皆

史之說作一家綱領，而未及方技往跡探究之方良由二子自負才地各欲紹隆尼山緒業而凌忽百氏之史跡宜吾

醫家自伯宗以降諸書見嗤於君子也。

雖然醫史學之業於史學史中實較晚出，其崛起於醫學領域，而自爲一科者，才五六十年間之事。西方於十六

世紀初葉始有人以醫家傳記爲醫史之肇端是其方軌中外相同吾之發軔且早數世紀焉。自後彼方醫史學家復

包括中国医史等多种展览。大会期间，学会在分组会议上成立了 11 个专科学会（研究会）：

内科学会，会长戚寿南，副会长嘉惠霖（W. I. Gerrard）。

外科学会，会长牛惠生，副会长娄克司（H. H. Loucks）。

妇产科学会，会长马士敦，副会长胡惠德。

小儿科学会，会长祝慎之，副会长徐乃礼。

皮肤病学会，会长陈鸿康，副会长罗爱思（F. Reiss）、杨琳。

眼科学会，会长周诚浒，副会长林文秉。

耳鼻喉科学会，会长邓乐普，副会长刘瑞华。

结核病学会，会长吴达表，副会长柯道（J. Hotto）。

放射学学会，会长谢志光，副会长梵西里阿兹（G. Vassiliadis）。

公共卫生学会，会长伍连德，副会长黄子方。

医院管理研究会，会长颜福庆，副会长帕蒂（R. M. Paty）。

1949 年，成立的专科学会有医史、内、外、妇、儿、皮肤、眼科、耳鼻喉科、结核病、卫生等 12 个学会。

1951 年，学会所属有内科、外科、儿科、妇产科、眼科、皮肤花柳科、结核病科、耳鼻喉科、口腔科、医史、公共卫生、妇幼卫生、放射、寄生物、医院行政 15 个专科学会。

截至 2015 年，中华医学会有 88 个分会，以及中华医学会会所、中华医学会图书馆和中华医学会医史博物馆等机构。

三、中华医学会会所

1915 年 2 月 5 日，中华医学会成立，在上海南京路 34 号俞凤宾医师的诊所内设立学会事务所。

1919 年，学会事务所随俞凤宾医师诊所迁至上海南京路 P 字 352 号。

1925 年 3 月，中华医学会借用上海西藏路 545 号时疫医院房屋两间，分设事务所和图书室。

1926 年，中华医学会第 6 次大会决议购置会所。

1931 年 8 月，经牛惠生会长和伍连德、朱恒璧、乐文照、方嘉成等人倡议，中华医学会购买上海池浜路 MA7 号（改建后为 41 号）二层楼房一所，占地为 $386m^2$，建筑面积 $512m^2$ 的旧式里弄建筑。这是中华医学会建立了第一处正式会所，也是中华医学会在上海唯一的会所。当时房价为 36000 两白银，修理改建费用 4000 两白银，购置及修理改建等费用共计白银 4 万两，均为中华医学会会员募捐所得。

1931 年 9 月，中华医学会事务所迁入新购置的楼房办公。一层设置图书馆（包括医史陈列室；还有 150 余种交换杂志和约 200 册中西医药书籍）、大会堂、会议室、办公室；二层设寝室，专备外埠会员来沪偶住。这一年，购置的会所原拟作 10 年之用，因会务事业增进，且会所内尚有全国医师联合会、中国防痨协会、科学名词审查会、上海医师公会等各机关，房屋已不够使用。

1934 年 1 月，中华医学会开始计划筹建规模较大、会场可容纳 800 人的新会所，历经前会长颜福庆、朱恒璧的努力，获得罗氏基金会捐于上海医事事业董事会的上海天文台路基地内约 2333m²，作为医学会建筑新会址之用。1934 年 2 月，学会编印《会务报告》称，前后收到新会所捐款共计 43407 元。

1937 年 4 月 1—8 日，中华医学会第 12 次大会召开。大会决议建筑新会所，费用为 10 万元，建成后设置图书馆、医史博物馆、大会堂、会议室、办公室及外地来沪人员寄宿舍。后因日军侵占上海，计划被迫取消。

抗日战争时期，中华医学会迁往重庆，中华医学出版社在上海池滨路 41 号会所坚持工作。1946 年中华医学会迁回上海，学会未建新会所，还在池浜路 41 号会所办公。1950 年中华医学会会址由上海迁到北京，原上海会所池浜路 41 号改为中华医学会上海办事处，管理出版业务。

1951 年 1 月，北京的中华医学会暂借北京东单三条 4 号办公。

1957 年 10 月，会址迁入北京东四西大街 42 号。

中华医学会自成立之后，在开展西医研究、普及教育、医疗公共卫生等各方面做了大量工作，如参与禁止鸦片、防止结核病和性病的流行、预防霍乱等传染及推动乡村卫生工作等，是一个非常活跃的群众性学术团体。由于它的影响遍及海内外，1947 年世界医学会邀请中华医学会加入其组织，从此中华医学会成了世界医学会的成员。

1949 年新中国成立，1950 年中华医学会总部由上海迁至北京。自此，中华医学会成为中国共产党领导下的群众组织，学会组织不断壮大，学术活动空前活跃。其业务活动除一般学术交流、编辑出版系列杂志外，还开展常见病和多发病的防治研究，积极参加救灾和应急救护及疫情防控，制订医疗和医务工作规范，为医疗事故提供鉴定，普及医学卫生知识，开展专题培训，培养各类医学人才等，为不断提高我国的医学水平和人民健康做了大量卓有成效的工作。

第二节 中西医汇通之路

"中西医汇通"是近代以来产生的，是我国医学界重新审视自身、探索接纳西方医学的重要革新。上海作为中国的港口城市，近代以来一直是全国的经济贸易中心，吸引了大量优秀人才，其中不乏中医和西方医学界的佼佼者，为"中西医汇通"思潮的萌芽和发展提供了得天独厚的条件和舞台。

在历史的滚滚浪潮中，"中西医汇通"思想萌芽于少数医家的学术观点，并逐渐发展壮大，最终形成了"中西医汇通学派"。其大体可划分为四个发展阶段：蕴育阶段、发展阶段、成熟阶段和充实阶段。汇通学派如唐宗海、朱培文、恽铁樵、张锡纯等，主张"中医科学化"者如丁福保、蔡小香、陈苏生、程门雪、陆渊雷、施今墨、章次公等，优秀医家云集，各派思想碰撞、交锋。

一、蕴育阶段（1840—1903）

由于清政府的无能，逐渐使得中国被西方资本主义列强侵略。西方传教士大量进入我国，传播宗教的同时带来了西方先进思想及医学。此时期，中医医家由排斥西医转变为开始接受西学，通过留学等途径学习西方的科学及医学知识，之后再和中医知识相互融汇，其中以朱沛文、唐宗海等为代表。

朱沛文，字少廉、绍溪，广东南海（今佛山）县人。朱沛文出身于世医之家，自幼随父学医。朱沛文丧父后虽家境清寒，却酷嗜医书，广读古今中医及当时翻译的西医书籍，他还到西医院内观察尸体解剖，著有《华洋藏象约纂》（又名《中西脏腑图象合纂》）、《华洋证治约纂》（已佚）。朱沛文临证二十余载，治学强调读书与临证相结合，主张读书以"培其根底"，临证以"增其阅历"。朱沛文提出中西医各有是非，主张通其可通，并存互异，以临床为标准取长补短的中西医汇通见解。朱氏认为中西医"各有是非，不能偏主；有宜从华者，有宜从洋者"。中医"精于穷理，而拙于格物"，但"信理太过，而或涉于虚"；西医"长于格物，而短于穷理"，但又"逐物大过，而或涉于固"。朱沛文强调一定要以临床为标准定取舍，注重理据"通其可通，而并存互异"，他是我国近代中西医汇通派中有见解的代表人物之一。

唐宗海（1862—1918），字容川，四川彭县人。他先攻儒学，光绪年间举进士，中年之后因父多病，则转而研究医学。唐宗海主张兼取众家之长，"好古而不迷信古人，博学而能取长舍短"，是中西医汇通派的创始人之一。其代表著作有《中西汇通医书五种》，包括《中西汇通医经精义》《伤寒论浅注补正》《金匮要略浅注补正》《血证论》《本草问答》。唐宗海在《中西汇通医书五种》中，引用西医解剖生理学说验证中医的经典理论，在《伤寒论浅注补正》中以西医说证，反映了他研究《伤寒论》之造诣。此外，唐宗海还认为汉以前经典医籍《黄帝内经》《伤寒杂病论》《神农本草经》等乃代表中医学之巅峰，远超西医学。西医的生理、解剖即使"优于"中医，也未能超出《黄帝内经》《难经》的范畴。但由于晋唐，特别是宋元以后，中医学发展出现失误，才使得西医学占得上风，形成当时的中学西之势。因此，唐宗海主张着眼点在保存经典中医学，需要学习和吸收西医的内容，表现出"重中轻西"的倾向，其学术观点基本上是洋务派"中学为体，西学为用"思想在医学领域的具体运用。

二、发展阶段（1904—1916）

这一阶段，具有汇通思想的医家们在"中西医汇通，改造中医"的旗帜下自发地组织起来，他们创办社团、出版刊物、制造舆论、开展讨论，交流中西医汇通的思想、理论和方法。"中西医汇通运动"已不再是个别医家的著书立说，而是渐渐成为有组织的行动，成为一股潮流。这一时期的代表医家有丁福保、蔡小香、周雪樵等。

丁福保（1874—1952），字仲祐，号畴隐居士，一号济阳破衲，江苏无锡人。丁福保由于体弱多病，于是钻研医术，并创办丁氏医院、医学书局，先后编译出版了近80种国内外医学书籍，合编为《丁氏医学丛书》，在翻译西医著作、面对中医传播西方医学方面做了很多工作。丁氏主张用科学的方式解释中医之理、证明其疗效；强调医说循生理病理，方剂循理化生物，为较早提出"中医科学化"的医家。

蔡小香（1862—1912），名钟骏，字轶侯，是上海宝山蔡氏妇科第五世医。蔡氏有志振兴中国医学，与李平书、唐乃安等举办各种讲座，讲学班，创立上海医务总会、杂志。清光绪三十年（1894）美国排华事件发生后，蔡小香便联络医界人士声援受欺华工，抵制洋药、发展国产药品。蔡氏主张中西医汇通，提出要"吸收外来先进医学补我不足，纳西方之鸿宝，保东国之粹言，沟而通之，合而铸之"。

三、成熟阶段（1917—1937）

这一时期，中西医汇通在理念和实践上不断发展，逐渐成熟。其又可分为两个阶段：前一阶段为论争期，从1916年至1928年，以余云岫发表《灵素商兑》而恽铁樵撰文驳斥为标志；后一阶段，从1929年至1937年，以"发皇古义，融会新知"的提出和大量中西医汇通实践为标志。代表人物有恽铁樵、张锡纯、施今墨、蔡陆仙、时逸人、余无言、陈无咎、徐衡之、张赞臣等。

恽铁樵（1878—1935），名树珏，别号冷风、焦木、黄山民，江苏省武进县孟河人。其因长子病故，发愤学医，曾就学于名医汪莲石，尤擅儿科。当余云岫书《灵素商兑》以西医理论攻击中医时，恽铁樵作《群经见智录》予以驳斥。恽氏主张以中医为主，搞清学理，以中医演进为目标而中西医汇通。其以"西方科学不是学术唯一之途径，东方医学自有立脚点"，明确中医有独特价值，强调以搞清中医学理为出发点进行中西医汇通，主张中西医汇通以中医为主，注重实效改进中医。

张锡纯（1860—1933），字寿甫，河北盐山人，世代书香门第，幼年从父读书，及稍长又授以方，孜孜不倦研究医学十余年，偶为人诊治，辄能得心应手。张氏认为中医之理包含西医，主张"衷中参西，并用汇通"，目的"求的中华医学跟上时代发展"，"师古而不泥古，参西而不背中"进行中西医汇通。张锡纯在临床实践上提倡在明药性的基础上中西医并用，认为"西医用药在局部，其重在病之标也；中医用药求原因，是重在病之本也。究之，标本原宜兼顾。若遇难治之证，以西药治其标，以中药治其本，则奏效必捷"，他应用中西药，重疗效的观点对后人影响颇深。

四、充实阶段（1938—1949）

"八一三"事变后，上海沦陷，导致社团中止、学校萎缩、报刊停办。由于抗战爆发，中西医争论和缓，报刊上的谩骂攻击减少，对改进中医的见解和方法论述逐渐增多。此时医学活动仍在继续，并没有完全停止。中西医汇通已成为中医界普遍的共识，取西医之长，补中医之短，熔新旧于一炉。中医界当时的主流看法是振兴固有医学，许多中医都在医学活动中或多或少地自觉实践，如陆渊雷、章次公、施今墨、程门雪、姜春华、陈苏生等。

章次公（1903—1959），名成之，号之庵，江苏镇江人。章次公1919年就读于上海中医专门学校，先后成为孟河名医丁甘仁及经方大家曹颖甫的学生，又学于国学大师章太炎。"发皇古义，融会新知"这八字真言是章氏对中西医汇通的基本看法，是影响老一辈中医的八字真言，在当时无疑是先进的。他认为医生治病，既要看到局部，也要看到整体，既要治病，又要治人；中医以四诊八纲、辨证论治为主，治病首先从整体着眼，这是中医的特长，但如果兼能运用现代科学的诊断，加强对病原病灶的认识，那就更加完善了，主张在必要时应采用双重诊断和双重治疗，甚至强调说"科学的诊断应无条件接受，现代的新药应有条件选择"。章次公编有《药物学》4卷，大部分资料收入《中国医药大辞典》，撰有《诊余抄》《道少集》《立行集》《杂病医案》《中国医学史话》，以及其门人整理出版的《章次公医案》，朱良春等汇集其遗著、医案等出版以《章次公医术经验集》。

陆渊雷（1894—1955），名彭年，江苏川沙人。师从朴学大师姚孟醺，后又拜章太炎学习古文学及中医基础，协助恽铁樵创办学校，并拜恽铁樵为师。陆氏受近代医学科学影响，提倡中西医汇通，主张治中医宜积极吸收西学。民国十八年，陆渊雷与徐衡之、章次公创办上海国医学院，以"发皇古义，融会新知"为办校宗旨。陆氏在学术上主张远西的理法和中土的方术糅合为一，认为古医书中部分说理暗合西医学，故从中医书治疗方剂中可以触类旁通，灵活运用，兼治其他名称绝不相同之病，以及中西医各不同名之病。陆氏著有《伤寒论今释》《金匮要略今释》《陆氏医论集》《中医生理术语解》《中医病理术语解》《流行病须知》《伤寒论概要》《脉学新论》《舌诊要旨》等。

"中西医汇通运动"经历百余年的历程，从个别医家的思想逐渐辐射至全国，影响了整个中医学界，使得民国时期大部分著名医家都积极投身于此。尽管中西医汇通并未脱离"中体西用"的框架，在其发展过程中争论颇多，但是纵观中西医汇通的发展，不难发现中医界有识之士及中华人民共和国成立后一些西学中的前辈一直在为中西医结合而努力着，他们是当之无愧的中西医结合探索者、先行者和实践者，为中国的医学事业打下了坚实的基础，其功勋是不可磨灭的。

第三节　"老三校"里的薪火相传

师徒传授和父子传授，是我国古代医学教育的传统方式。魏晋以来，官办医学教育已露端倪，南北朝时期有了一定的发展。隋唐时期，官办医学教育有了较大的发展。宋代更是在唐代的基础上进一步发展。清代，太医院教习厅专司医学教育。清同治六年（1867）太医院教习厅复设医学馆，清光绪二十四年（1898）建立京师大学堂，下设医学堂。

晚清时期，西医院校广泛办学教授知识，使得西医学在我国不断被接受而后迅速发展。而师带徒模式的中医传承，则显然跟不上时代的步伐。西医学的迅速发展，引起了中医界的普遍关注。西方医学是建立在近代自然科学基础上的，使得传统的中医学面临严峻的挑战和危机。关于中医未来的发展方向，当时医学界出现了几种不同的声音。有主张全盘西化的，蔑视中医的同时费尽心思打压，甚至向政府提议废除中医。保守者认为，西医不适合中国人，国人向来故步自封，因而很难接受西医。而中医界更多的呼声则是，在主张中西医汇通的同时改进中医师徒相传的教学模式，广泛创办中医院校。当时民国时期私人创办的中医学校、学院、讲习所、函授社等达118所，主要分布在江浙沪、广东、福建、北京等地。创办院校的同时，中医名家亦组织编写了许多教材，如丁甘仁为上海中医专门学校编写的《医经辑要》，张山雷为兰溪中医专门学校编写的《难经汇注笺正》，恽铁樵为铁樵函授中医学校编写的《内经讲义》、秦伯未编写的《国医讲义六种》等。当时较为著名的中医院校主要集中在江浙沪一带，如浙江中医专门学校、兰溪中医专门学校、上海中医专门学校、上海中国医学院、上海新中国医学院等。

创办于上海的上海中医专门学校、中国医学院、新中国医学院，这三所学校被如今的"上海中医药大学"称为"老三校"。

一、上海中医专门学校（1915—1948）

上海中医专门学校由丁甘仁、夏应堂等创办，筹建于1915年，经2年筹备，于1917年正式开学，谢观为首任校长，是北洋政府内务部立案的第一所中医学校。其教育方针为"昌明绝学，保存国粹，融汇中西"。学校早期开设17门课程，其中90%以上的内容是中医。1931年学校进行了改革，课程增加到24门（增加西医课3门、公共课4门），大部分讲义由时任授课教师亲自编写。其讲义现存约有80种，内容涉及医经、医史、医论、救护学等25种课程，基本涵盖了所有中西医学的专业课程。其中，除丁甘仁编写的《脉学辑要》与《药性辑要》为1931年前所用的教材外，大多为1931年后编写的教材。该校办学32年，共有30届计869人毕业，这是中国近代史上办学时间最长、培养名医最多、影响最大的中医学校。上海中医学院首任院长程门雪、第二任院长黄文东，均是该校培养的毕业生。

二、上海中国医学院（1927—1948）

上海中国医学院创办于1927年12月，是一所开设时间相对较长的近代中医院校，由王一仁、秦伯未、许半龙、严苍山等人发起，章太炎先生鼎力赞助，出任首届院长。上海中国医学院的办学宗旨为"发扬中国医学，融合现代知识，培植国医人才"。课程设置中西医并蓄，中医课目占 70% 以上，教材均由任课教师编写。现存该校讲义有 16 种，涉及课程包括证象学、伤寒、温病、生理学、解剖学、病理学等 14 门。参与教材编写者有包识生、包天白、朱寿朋、许半龙、吴克潜等。据《全国中医图书联合目录》记载，应有"中国医学院讲义十三种"，但未查见，疑已佚失。上海中国医学院在教学观念上追求开放，更倾向于实际，勇于打破中西医之成见，博采众长，并首开上海男、女合校之风。该校曾于 1928 年、1929 年，两次倡议并召集全国中医教材编写会议，探讨统一学制、课程设置、教材内容事宜，开近代中国教材改革统一之先河。

三、上海新中国医学院（1935—1947）

上海新中国医学院由近代上海名中医朱南山筹建于 1935 年 12 月，1936 年 2 月正式成立。该校办学宗旨为"研究中国历代医学技术，融化新知，养成国医专门人材，增进民族健康"。上海新中国医学院成立后，上海中国医学院部分教师随即转至此校任教。该校设置课程最多时有 40 门，专业课中西并重（中医课程 23 门，西医课程 16 门）。教学内容力主中西汇通，更倾向于西医学。学校的理化实验室较为完备，附属医院更是有各种西医生化检验设备，为其他中医院校所不及。该校与上海同时期其他中医院校最大的区别是设立研究院。现存该校讲义有 35 种，涉及课程包括有医经、医案、医学史、通论等 25 门，主要编写者有章次公、金少陵、沈啸谷、许半龙、包天白等。据《全国中医图书联合目录》记载，应有"新中国医学院讲义四种"及《时方讲义》（钱公玄）1 册，现未查见，疑为佚失。

四、浙江中医专门学校（1915—1937）

浙江中医专门学校是 1915 年由杭州市 73 家药材行捐款创办的私立中医学校，1920 年改名为"药业私立浙江中医专门学校"，首任校长为傅嫩园。学校宗旨是"教授中国历代医学技术，养成中医专门人才"，1917 年开始正式招生。学校采取中西医结合的办学模式，规定修业年限为 5 年，其中预科 2 年、本科 3 年，后来学制改为 4 年。在 20 多年的办学过程中，该校的教学计划与课程安排数经变动。大体来说，预科学习课程有国文、伦理、国技、医纲、博物、内经、中药、方剂、诊断、生理、解剖等；本科课程有伤寒、杂病、温病、运气、外科、妇科、儿科、眼科、喉科、推拿、针灸、医学说等。除中医课程外，学校还开设了包含解剖、生理、外科等在内的西医课程。学校教师组织自编讲义，其中有傅嫩园编的《运气学讲义》《组织学讲义》，黄文泉撰、杜士璋编的《研经言讲义》，陆元照编的《生理学讲义》，都少伯编的《精神病学讲义》，孙祖燧撰的《难经讲义》，王仲香编的《处方学讲义》《伤寒学讲义》等几十种教材，中西医基础理论、中医临床各科、本草药物处方以及中医名著选读等内容均有涵盖。为了推进学生临床实习，学校将实习分为处方实习和临床实习两个阶段，这是该校实习环节的创新之处，一方面可减少因实习生经验不足、处方错误而导致的医疗事故，另一方面也可提高实习效果。

五、兰溪中医专门学校（1919—1937）

兰溪中医专门学校由兰溪县知事盛鸿焘于1919年发起创办。1920年，嘉定名医张山雷经上海神州医学总会介绍，被校长诸葛超聘任为该校教务主席，主持校务15年。章少洲、诸葛超、诸葛辅、王荫堂、诸葛泰先后继任校长之职。该校学制预科、正科各2年。预科2年，以学习中医基础理论为主；正科2年，以临床科为主，每天上午临床，下午上课。该校对师资尤为重视，要求延聘教师必须见闻广博，有学识，临证经验丰富，对于医学源流、各家思想能得微蕴，方能斟酌妥洽，度人金针。学校要求教师授课时，注意引古证今，重点突出，结合实践，条分缕析，言之有物，引人入胜；并要求学生上课集中精力、记好笔记，要求背诵基础课的主要条文，并反复理解、领会透彻。同时，学校采用启发式课堂提问、不定期测验等形式，巩固和加强学习成效。张山雷在授课、实习、教学、奖罚以及函授等方面还提出自己的见解。不仅如此，张山雷编写了全部讲义，共计20多种，主要有《全体新论疏证》《经脉俞穴新考证》《本草正义》《难经汇注笺正》《脉学正义》《沈氏女科辑要笺正》《钱氏小儿药证直诀笺正》《疡科纲要》等著作。学校还设有门诊部，将此作为学生的实习基地。由于张山雷办学成绩卓著，使该校声名鹊起，影响不断扩大，苏、浙、皖、赣等省学子纷纷来校求学，为浙江及周边省市培养了大批人才。学生有的成为当时各大中医院校的教授、讲师，有的成为医药界有名的医师，如吴仕昭、宋立人、邱茂良、汪仲清等，都在中医药界享有盛誉。1937年，因战火兰溪中医专门学校停办。该校前后历时19年，一共毕业8期、正科生159名，加上预科生及正、预科的肄业生，共计556人。

中医院校的"办学兴医"浪潮的掀起，对于近代中医教育意义重大。其一，它是当时中医界对西医界歧视、压制中医思潮的有力抗争。其二，它是逆势中推动近代中医学术及其教育变革发展的根本动力。其三，它为现代中医教育奠定了坚实基础，培养了符合时代发展潮流的中医人才，为中医学的传承做出了不可磨灭的贡献。虽然近代中医学校教育难免存在一定的局限性，但当时中医界摒弃保守思想、团结一致、接纳新知、不断自我完善的精神，仍值得今人借鉴。

第四节　江南御医陈莲舫

陈莲舫（1837—1914），清末医家，名秉钧，又号乐余老人，上海青浦县（今青浦白鹤镇塘湾村陈岳）人。

陈莲舫少年习儒，曾为廪生、补生员，后因仕途坎坷，弃儒行医。由于陈氏祖辈世代精医，至莲舫已第十九世，故自幼随诊于祖父左右，尽得家传，加之勤学自勉，迨至中年已医道大行，后自称为"十九世医陈"。陈莲舫精通内、外、妇、儿各科，不仅善治疑难杂症，对外证、急证、瘟疫亦有丰富的经验。清光绪中叶，他悬壶于青浦县珠溪镇（今朱家角镇），为医颇有医德，为人朴实，出诊常徒步前往，对贫困者就医则不受财物，名重一时，四方求治者甚众。

清光绪二十四年（1898），光绪皇帝病虚劳，经内务大臣成官怀推荐，并有两江总督刘坤一、湖广总督张之洞保举，陈莲舫进京诊病。第一方是人参营养汤加减，后来数方除二十二日一张尚存，余皆遗失，兹将二十二日之方摘录于下："诊得皇上脉息右三部大于左部，右寸数，右关数而不静，左寸濡，左关浮濡，两尺均细无力。口渴喜饮，咳嗽无痰，耳鸣，小便频数，纳谷不旺，脘闷作胀，大便每作晨泄。拟用理气益中，滋阴抑火之方：西洋参，野于术、生白芍、桑寄生、焦谷芽、金石斛、炒枣仁、白莲须、制女贞、广橘皮、西砂仁（盐水炒）、真沉香（磨冲）、红皮枣。"陈莲舫以其用药轻灵、温和稳妥而获大效，由此甚得光绪皇帝和慈禧太后赏识，被敕封三品荣禄大夫，充御医，值御药房事。此后 10 年间，他数次奉召入宫视疾，为光绪帝和西太后诊病。为表彰其功，清廷特赐"恩荣五召"匾嘉奖。光绪帝死后，他遂以"年老惮居北土"为由，乞归南国，悬壶于上海北海路，以御医称，求治者门庭若市。上海中医药博物馆馆藏陈莲舫行医案桌，长 120cm，宽 60cm，高 110cm，红木制作，古朴厚重。医案上刻有陈莲舫之孙陈家秋题写的铭文，记述陈莲舫 5 次奉召进京为光绪帝和慈禧太后治病等情况。

陈莲舫曾赴湖北为湖广总督张之洞治病，相逢李平书，与之结为莫逆交，时值 20 世纪初西学东渐，两人深感世宙日新，古学不振，力主中医革新，以保存国粹。清光绪三十年（1904），陈莲舫、李平书二人与中医朱紫衡等发起创立医学会。清光绪三十二年（1906），陈莲舫参与创办上海医务总会，提出编写中医教材、开办中医学校、筹办医院，并向工部局提请兴办卫生事业。他热心中医教育，亲自带徒授课，制订教本。陈莲舫还历任上海广仁堂医务总裁，以及各善堂施诊所董事。他秘制丹药，必定亲手修合，不假于人，以致积年药毒污染，1914 年因疽发于手而去世，享年 74 岁。

陈莲舫精通医理，富临证经验，善治杂病，立案处方配合灵妙，用药轻灵平稳。陈氏学识宗李东垣"四时百病，胃气为本"之训，学术上博学精思，推崇仲景学说，灵活运用，不落窠臼，提倡"守经尤贵达变"的治学方法。丁福保评述其"按语之中庸，用药之渊博，于长沙以下，乃至金元四家、王海藏、张隐庵诸大家之外，别开生面"。

陈莲舫擅长治疗内、外、妇、儿各科及各种疑难杂症。其祖父治病"专于内而精于外"，以疡科著称。陈氏秉承家学，对外证、急症治疗尤具特色。如他对瘟疫外证的治疗甚为详细，仅于咽喉部位的外证就列有 4 种治法。此外，他对于妇科强调养血和血，特别在治疗产后病时更重视血的调养。如他认为，新产恶露，属养胎余血、杂浊浆水。胎儿娩出，如气血旺者，恶露可随之而下。如气血弱者，则阻碍小腹为病，上攻则血晕闷绝，蓄瘀则头痛、心腹痛，在治疗方面强调理气活血。

陈莲舫治病以辨证明理，审病详细，细致入微，往往"煎方""膏方"同用，"轻

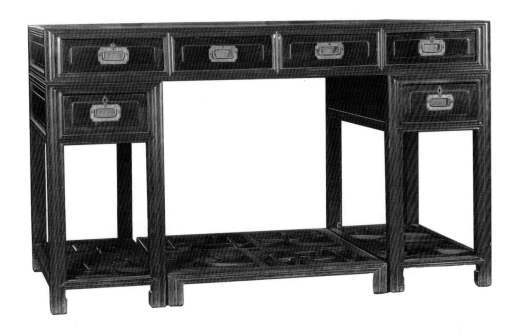

陈莲舫书桌（清代）

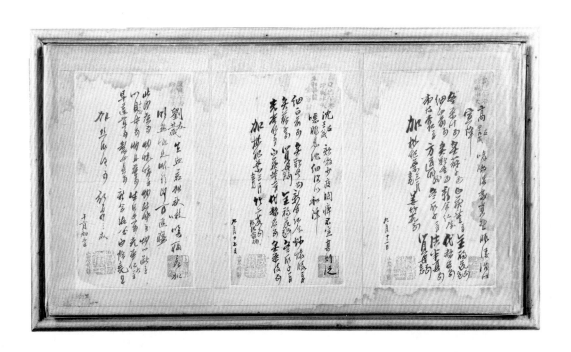

陈莲舫处方（1）

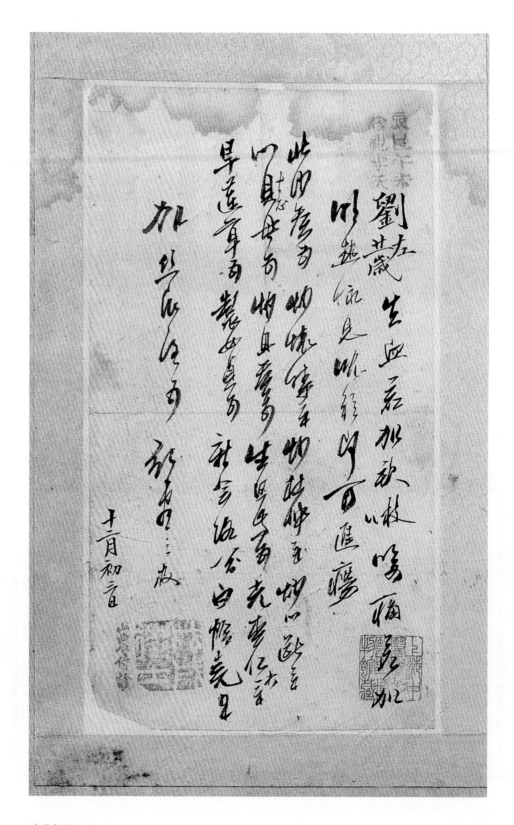

陈莲舫处方（2）

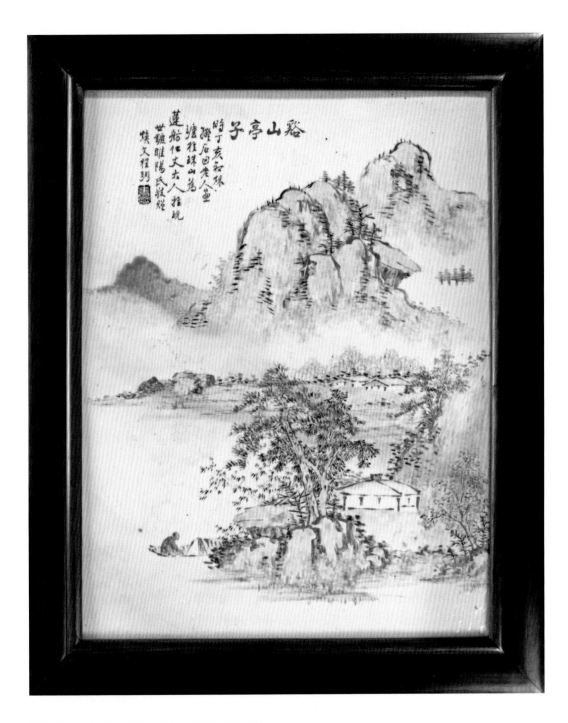

张骧云赠陈莲舫瓷屏［清光绪十三年（1887）］

方""重方"搭配，"汤剂""丸剂"同服，此外还有大方、小方、轻方、重方、祛病方、调理方、先服方、后服方、备急方、发病方等种种不同。他使用大方，能一剂兼治数症。陈氏用药不拘一格，常常能出奇制胜，用药轻灵是他一贯的原则。陈氏善用人参，对风湿、痰浊、冬温、嗳气、呃逆、眩晕、不寐、腹痛、癣疾、足肿、疝气、痰饮、痰湿、咳嗽、心悸、肝厥、多怒、腰痛、调经、积聚等多种疾病都选用人参治疗，所用人参，包括吉林参、西洋参，也使用党参。

陈莲舫喜欢谈论医理而不喜欢著作，但仍有相当著作流传后世。现存有《陈莲舫先生医案秘钞》《十二经分寸歌》《御医请脉详志》《莲舫秘旨》《医案拾遗》《女科秘诀大全》《加批时病论》《加批校正金匮心典》等医书。此外《黄寿南抄辑医书——七家会诊张越阶方案》《清代名医医案精华》等皆收有陈莲舫的医案。另外《恩荣五召堂医案全集》《瘟疫议》《风痨臌膈四大证论》《庸庵课徒草》《医言》《加批伤寒集注》等均佚失不存。

附：陈莲舫逸事一则

某年初夏，苏州乡绅来珠溪邀陈莲舫先生出诊，因诊情较急，即时登程。先生携一学生驾新制小船飞棹而行。因起程已迟，抵苏州已是深夜，绕小河去往病家。是日，月黑无光，东西难辨，更兼水草甚茂，舟行不畅，遂迷所向，误入死港。此港育有菱秧，藤叶厚密，缭绕舟棹，进退不能。小船奋力挣扎，嫩秧与船体相撞，声息甚大，育秧主人闻声携灯来视，莲舫说明情由。主人见所乘新船，桐油气息甚烈，乃愤然曰"我秧尽为所败"，强欲赔偿，其数至巨，陈不得已，倾囊与之，且连声道歉。

抵病家，设酒食款待，席间，赔款一事，萦然莫释。

诊病后，先生为脉案，列方药，命学生书写。最后，喃喃"桐油"两字，学生亦书入方中，却不闻桐油用量几何，学生低声询问。先生猛醒，不得已，曰：每剂一滴，乘药烫热时滴下，待凉而饮。病为宿食积滞，服药得下而愈。当时当地御医曹沧洲，见方亦为惊异。

事后，先生悔恨不已，自省此误由贪酒、用意不专所致，药之有效，且侥幸耳。自此戒绝皮丝、高粱，每诊一病，必息心静气，排除杂念，唯辨证选药是务。

第五节　中医泰斗丁甘仁

丁甘仁（1866—1926），名泽周，字甘仁，江苏武进县孟河镇人。丁甘仁是伟大的中医教育家和临床家，是孟河医派的传人、开拓者，在近代中医史有重要地位。丁甘仁得益于以教学为载体，最有效、最直接地传承了中医国粹，无疑是孟河医派最有影响力的人物，与费伯雄、马培之、巢崇山并称"孟河四大家"。次子仲英、长孙济万等继其业，世有"丁派"之称。

丁甘仁幼年时就天资聪颖，12岁开始学医，勤学深研不问寒暑，积累甚丰。丁甘仁最先受业于家乡圩塘马文清，15岁又师从族伯丁松溪（费氏门人）游学两年，切磋医技，学习费伯雄医学精粹及脉学心诀，深得其"用药和缓、归醇纠偏"之心悟；后又受业于一代名医马培之，对马氏内外两科之长（包括喉科）能兼收并蓄，尽得其真传；又师从于伤寒学派大家汪莲石先生，潜心研读舒驰远《伤寒集注》《六经定法》等，在伤寒六经辨证及治法等方面颇多收益。

丁甘仁先行医于苏州等地，后徙至上海开设诊所，声誉日渐隆升。其与吴医叶桂、薛雪等温病派弟子门人来往交流，在掌握温病法门的"轻灵"方面颇有收获，因而医道大进。后经巢崇山推荐，丁甘仁至上海仁济善堂施诊，后又于白克路（现凤阳路）人和里内设诊所行医。丁甘仁临床治疗内、外、妇、儿、喉各科疾病，颇具效验，医道大行，名震大江南北，"诊室人满，日愈数十症其常事"，"于时沪上中西盈千，丁名最重"，诊务于当时首屈一指。同辈上海名医夏应堂赞丁甘仁"先生……穷研至理……内外兼善……悬壶海上，户限为穿"。当时，上海地区暴发了"烂喉痧"疫情，这是一种传染疾病，发病急，病情变化快，病势汹汹。所有医院、诊所人满为患，且多数治疗效果不佳，但丁氏诊所却连创奇迹，使很多患者转危为安。

丁甘仁尝谓："读古人书，自己要有见识，从前人的批判中，通过自己的思考，来加以辨别，并须通过临床实习，接触实际病例，方能心领神会，达到运用自如。"丁甘仁继承了孟河前辈的经验，不拘一格，广撷众长，主张伤寒、温病学说统一，熔经方、时方于一炉，创寒温融合辨证体系；用药和缓轻灵，重视顾护脾胃；辨证精微准确，善用反治之法；集经典脉学与费氏脉理之长，强调诊脉要领及诊脉技巧，"切脉之道，莫要于寸口之脉"；发扬孟河马派特色，形成咽喉科专长；拓展巢氏针刀技术在临床的应用。其内科最擅长治外感热病，外科则擅长治疗痈疽、咽喉病、瘰疬等，妇科擅长治疗月经不调、胎前病、产后病；临证善用经方，并与时方灵活巧妙地相结合，急症重症必用经方，善后调理多应用时方；对各科疾病的治疗，善用祛湿之法；认为痧疹胜于喉症，以畅汗为第一要义。

丁甘仁平素乐善好施，对病者不论贫富，一视同仁，尤其是劳苦大众前来求诊，常免收诊金，甚至赠送药物。他热心于公共福利事业，有时将自己所得诊金捐助学校、医院及慈善机构，如免费就医给药，以及施粥饭、施棉衣、办义学、兴养老院、育婴堂等。在乡里间，他也乐于为群众谋福利，平日捐款修桥铺路，从无吝色。丁先生先后被聘为广益善堂、仁济善堂、联义善会、位中堂、同仁辅元堂、至圣善院等慈善事业机构的名誉董事，赞助一切医务事宜。为此，孙中山先生就曾以大总统名义赠以"博施济众"金字匾额，悬于诊所大厅以资表彰。

民国时期，时代发生巨变，西医在中国迅速发展，中医受到前所未有的冲击甚至质疑。此时，丁甘仁对活人之术不愿自秘，志在发扬中医，培养青年一代，于是立志兴学，乃会同沪上同道夏应堂、谢利恒等集资办学。1917年，丁甘仁创办上海中医专门学校，并任校长；两年后又创办女子中医专门学校，闻风来求学者遍及全国，造就了大

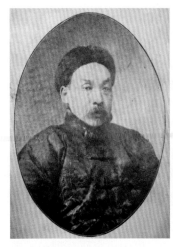
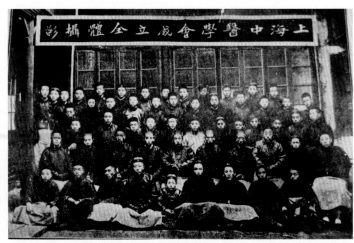

丁甘仁　　　　　　　　上海中医学会

批高水平的中医人才。其后丁甘仁又进一步在沪南、沪北设立两所广益中医院，南北两院均设有门诊及住院部，以备学生见习与实习之用。他门下的学生，佼佼者颇不乏人。程门雪、黄文东、王一仁、严苍山、张伯臾、秦伯未、许半龙、章次公、王慎轩等中医名家，均为早期毕业于上海中医专门学校的高材生。丁甘仁改变了培养中医医师家传的单一方式，开近代中医教育之先河。1920年，丁甘仁又发起成立"国医学会"，首次把中医师组织起来，相互切磋，开团结协作之风。之后丁甘仁又成立了"江苏省中医联合会"，任首任会长，从而使医林同道得以互通声气，加强了全国中医界的联系。他坚持虚心学习的态度，尝谓"学无止境，见闻宜广"，与当时的汪莲石、余听鸿、唐容川、张聿青诸同道常相交往，不断吸取各家之长。

　　丁甘仁尊经博古，学验俱丰，著作有《丁甘仁医案》《喉痧证治概要》《医经辑要》《脉学辑要》《药性辑要》《丸散膏丹用药配制法》《百病医方大全》《丁甘仁家传珍方》等。为了加强中医学术研究，丁甘仁又创办了《中医杂志》。《中医杂志》记录了丁甘仁晚年的学术经验，期刊的刊行宣传了他的学术思想。《中医杂志》创刊号上刊登了丁甘仁像，且刊发他在上海中医学会成立大会上的演讲词，阐述他组织中医社团、出版期刊的目的；"专著"栏目推出丁甘仁的著作《喉痧症治概要》；在"医案"栏目连载《思补山房医案》。丁甘仁去世后，《中医杂志》刊出"丁会长遗像""丁会长略史"，加以纪念；《中医世界》刊登了他的遗作《五脏六腑胀病方案》；《长寿》连续30多期连载了朱振声整理的《丁甘仁先生治验案》。

　　丁甘仁一生刻苦钻研岐黄之学，又以高超的医术、高尚的医德证明了中医的博大精深，并以海纳百川的胸怀学习西医的长处，致力于中西学术的融会与汇通，且爱国兴业、广济博施、兴教育才、为人师表，为争取中医生存、促进中医发展呕心沥血，做出了卓越的贡献。

第六节　诗书医画程门雪

程门雪（1902—1972），名振晖，号九如，又号壶公，以字行，江西婺源人。"壶公悬壶济世，蔚春春暖人间。"程门雪先生是海派名医的杰出代表，为知名中医学术思想家、中医临床家、中医教育家。其毕生弘扬、继承、发展中医，培养中医人才，在近代和现代中医药发展史上有着重要的地位和影响。

程门雪出身于半耕半读的家庭。其父亲程伯仪为清末秀才，世营茶业，极重家教，特请饱学之士前来课子，教授四书五经、诗词赋曲。这使程门雪从小就有了深厚的传统文化根底，为他日后在中医学术上的成就奠定了扎实的基础。程门雪早年就读于安徽农业学校，后患重病，经中医治愈。其父素好中医，常阅读中医书籍，故命门雪到上海拜安徽歙县名医汪莲石为师。汪莲石学宗《伤寒论》，服膺于舒驰远《新增伤寒集注》，临证善用经方，用药偏于辛燥。汪莲石悬壶沪上，声誉隆盛，当时许多名医如恽铁樵、丁甘仁等都曾就教于其门下。程门雪初入医门，以他聪慧颖悟的秉性得到老师的青睐和心传，尤其对伤寒证治有深刻体验，从而形成了他行医初期用药迅猛慓悍、大刀阔斧的风格。

当时，汪莲石年届古稀，诊务繁忙，不能悉心授业，遂将程门雪介绍给同仁丁甘仁。丁甘仁为孟河四大名医之一，信从叶天士、薛生白的温病学说，临证用药以平淡轻巧见长。1916 年，丁甘仁在谢利恒、夏应堂等同道的支持下，创办了上海中医专门学校和广益中医院。程门雪入学就读，成为该校首届学生。丁甘仁办学主张读书和临床相结合，要求学生融汇古今，这对程门雪有较深刻的影响。1921 年，程门雪以优异的成绩毕业，1926 年被聘任为教员。丁甘仁逝世后，程门雪出任该校教务长并兼任沪南广益中医院医务主任，在教学和临床上施展自己的才华。自 1935 年起，程门雪脱离教务工作，专注临床，自设诊所开业。这时，他已成为上海有名的中医，因而慕名求诊的大多出自富贵人家。程门雪根据这些患者"易虚易实"的体质特点，遣方则从丁甘仁平淡法出入，用药轻灵机巧，重视配伍和炮制。1954 年，程门雪出任上海市第十一人民医院中医科主任。1956—1966 年，程门雪任上海中医学院首任院长，其后历任上海市第十一人民医院中医内科主任、市卫生局中医顾问、市中医学会主任委员，以及《辞海》中医学科主编、中共中央血吸虫病防治领导小组中医中药组组长、卫生部科学委员会委员等。20 世纪 60 年代，程门雪倡导、组织 10 多次近代中医学术流派报告会，推动了上海和全国中医界的学术争鸣。1985 年 11 月，程门雪被中共上海市委血吸虫病防治领导小组追记大功一次。

程门雪专长中医内科，他不仅充分发挥了"丁氏学派"的特长，又继往开来，形成

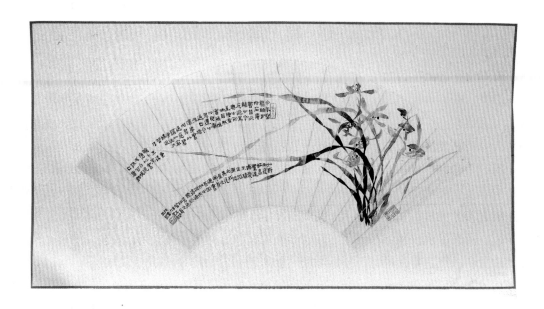

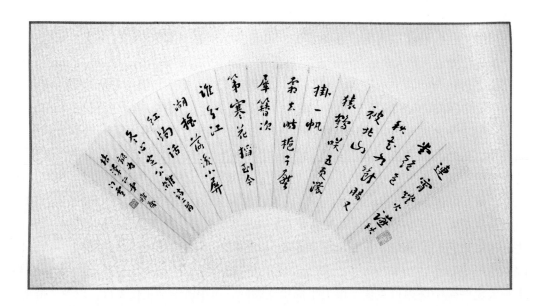

程门雪书画扇面

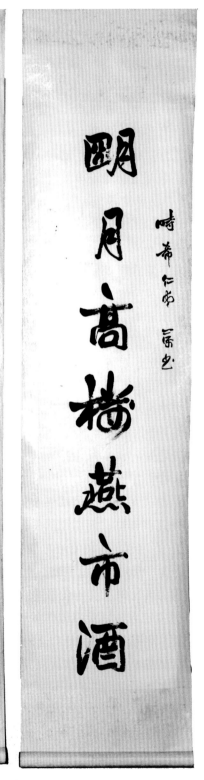
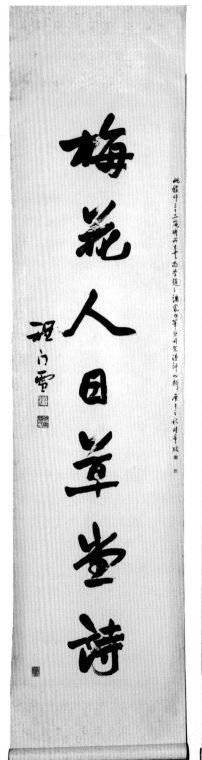

程门雪七言五尺联

了自己的流派和风格。程门雪致力于研究伤寒、温病学说，并将二者贯通变化，综合运用。在临床上，程门雪博采众家之长，融合古今方药，处方简洁，用药精当。晚年，他常接治久治不效的疑难杂症，针对患者虚实寒热错杂、病情复杂的情况，制订出一套"复方多法"的治疗方案。所谓"复方多法"，是糅合若干成方，撮其主药，汇集温散、疏化、宣导、渗利、祛瘀、清利诸法，加减变动，攻补兼施，寒热并用，根据病证主次标本等具体情况，先后逆从处治，从而提高了临床疗效。

程门雪繁忙工作之余，又勤于笔耕，著有《金匮篇解》《藏心方》《女科歌诀三种》《伤寒批著六种》（包括《伤寒论篇》《伤寒论歌诀》《柯琴伤寒论注评按》《皇汉医学伤寒论评按》《康平本伤寒论评按》等），以及《叶天士医案评按》《喻嘉言尚论篇评按》《喻嘉言温疟朗照评按》《医学论文集》《诊法抉要》《程门雪医案》《医案续集》等。

程门雪不仅医术高超，而且医德高尚。他具有高尚的品格和美好的情操，尊敬师长、团结同道而尤热爱后进，有长者之风。程先生对教过自己的老师，每当提及，无不敬仰有加。对待朋友及同道，他是既热情真诚又谦逊宽容，总是称人所长，即便是对学术见解不合的同行或对他有不友好及不礼貌行为者，也能大度处之，从不意气用事，所谓"不因他人名高而妒生，不为自己利尽而交绝"，充分表现出传统知识分子温、良、恭、俭、让的美德。至于对待后学，他更是热忱教诲，谆谆诱导，凡学生后辈有一点长处，就奖掖备至，大力加以培养，不愧为一代中医大家。

程门雪以医文兼通闻名于世，他不仅在医学上造诣极深，同时在艺术方面以诗书画称道。在丁甘仁门下学医的青年时代，程门雪已有才名，曾与王一仁、秦伯未、许半龙等成立业余社团分题并韵，称为"丁门四才"。后来又有"谢门八才子""经社八才子"之说，程门雪为八才子之一。程门雪书法的最大成就是隶书。他从《史晨碑》《张迁碑》诸汉碑下手，下觅清代郑谷口、翁覃溪、伊墨卿诸家成名的足迹。据学生席德治回忆说，因为老师喜爱这些碑帖，而席德治的路数较广，故均由他寻觅购得。何时希《述程师书法之梗概》，追述程门雪的书法习惯有生动的描绘："师少时力学北碑之深，可于两事证之：其右手食、拇两指凹瘪压缩，至老不复，见其握管用力，有'指实'之功。"观其书法作品，或为具汉碑遗韵的隶书体，用笔敦厚、高古，可见其书法功力之深厚。他为一些古字画做鉴定后，以隶书体作款识，可谓以古字配古画，一举两得，自然成趣，颇具意味。他亦常将隶书体配于自己的国画作品。他的扇面墨兰在构图上，兰叶当风，飘摇妩媚，而隶书体分成两组落款，应和于长短兰叶，形成参差共舞的画面，古朴而浪漫，可谓精美之至。程门雪的诗画才艺在丁氏门人和同时代医人中享有一定声誉，尝著有《书种庐论书随笔》《晚学轩吟稿》，由其高足何时希辑有《程门雪诗书画集》两集等。国画大师王个簃称其"不以诗名，而境界高雅，时手鲜有其匹"，可见程门雪清雅高洁的品性和广博深邃的文化底蕴。

第七节 经社才子严苍山

严苍山（1898—1968），名云，浙江宁海人。严苍山是近代上海杰出的中医理论家、临床医学家、医学教育家，同时他还擅长诗文书画，亦精通鉴赏。他的名讳典于范仲淹《严先生祠堂记》："云山苍苍，江水泱泱，先生之风，山高水长。"宁海严氏为东汉子陵公严光后裔，故先生常用"羊裘家世"之印。

严苍山的祖父为乡里文人名士，父亲严志韶为当地名医，家学渊源，幼受庭训。严苍山青少年时秉承父命，在家乡深山古庙苦修 3 年，其间研读四书五经、诗文韵律，探究《黄帝内经》《难经》《伤寒杂病论》等中医经典古籍的奥秘，夙兴夜寐，朝夕不辍，为日后从医打下了坚实的人文和医学基础。26 岁时严苍山离开家乡前往上海，就读于上海中医专门学校，师承当时的中医大家丁甘仁先生，得其薪传，与程门雪、黄文东、秦伯未等为同窗挚友。3 年后严苍山就任于上海四明医院（上海中医药大学附属曙光医院前身），主持工作。当时中医事业处于风雨飘摇之中，严苍山为拯救中医学，1927 年与秦伯未、章次公、许半龙、王一仁等在贝勒路（今黄陂南路）创办上海中国医学院，投身于中医教育事业。1930 年，严苍山在上海法租界蒲柏路（今太仓路）的公寓设立了"严苍山家庭医药顾问社"。抗日战争期间，严苍山任上海仁济善堂董事，负责难民收容所医疗工作。新中国成立后，严苍山牵头组织成立卢湾区第二联合诊所，兼任上海市中医文献馆馆员、上海市卫生工作者协会执行委员、上海中医学会常务委员兼秘书长，当选为上海市第五届政协委员。

严苍山先生中医临床数十载，一直秉持着严于律己的原则，精益求精，主张要兼取百家，广搜博采，开拓视野，学习经典著作须终身寝馈其中，因为经典中许多奥义，往往要经过反复沉潜涵泳，加以实践，方能彻悟，正如孙思邈所谓"青衿之岁，高尚兹典，白首之年，未尝释卷"。

严苍山曾受邀为鲁迅诊病。他临证尤擅长诊治重症、急症，在重视调养正气的同时，不废攻邪，善于把扶正祛邪与祛邪安正两种学术思想结合起来，加以灵活运用，对疑难杂症往往能出奇制胜。严苍山纵观前人有关脾胃的论述，结合临床体会指出：盖阴阳者即精气之谓，治病欲调阴阳而舍脾胃者，非其治也；理虚必顾土，治损取其中。严氏认为各种虚证的治疗都不能忘却脾胃，在临床实践中常把健运脾胃之法与养阴、温阳、益肾、补肺、柔肝、养心等法同用。同时，他还认为大凡疾病，无论外感内伤，终伤正气，脾胃每致受累，因此病后调理，其要在脾。在古人"阳明以通为补"精神的启发下，严苍山结合临床，提出"寒结旁流"的观点，用仲景三物备急丸，通因通用，屡验于临床，盖前人之未发、后人之未继耳。严苍山先生在温病治疗上经验丰富，见解独到，他认为伤寒与温病根叶相连，不可分割，这一观点打破前人之说。根据温病的变化规律，他提出了护脑、护津、护肠的"三护"法则，治温以"三护"为主可防患于未然，犹如兵家之先发制人，使内邪无入传之机。

在用药方面，严苍山既熟稔朱丹溪的养阴论，又通达张景岳的调治阴阳法则，崇尚《千金方》，以知寒温补泻并用之妙，既善用养阴之品，也不避讳温燥之药。药对上其擅长鹿茸与羚羊角同用，肉桂与黄柏共伍，制方用药大胆，灵活新奇。他认为疾病复杂多变，处方用药也应随机变化，不嫌"杂""乱"，但必须"杂"而有法，"乱"中有序，故每奏效独捷。轻灵流通、甘润柔养是严苍山遣方用药的特点，他尤善用北沙参，认为该药甘润而不腻，补养而不滞，为苏脾醒胃首选之品，当年医林中有"严北沙"之称。上海中医药博物馆二楼展示有一张严苍山先生的处方，患者病邪肃清，但傍晚仍有形寒肢冷，此为表气虚也，应与健脾固卫之药进行调理，遂在处方中使用谷芽四钱，黄芪、半夏、豆衣、茯苓各三钱，白芍、白术、陈皮、佩兰、党参各二钱，甘草一钱，共煎煮服用。

1927年，严苍山与秦伯未、章次公、许半龙、王一仁等创办上海中国医学院，从事中医教学事业。其后严苍山又执教于上海新中国医学院，该校毕业学生中许多人成为中医骨干，如王玉润、钱伯文、何任、朱良春、饶师泉等。教学期间严苍山态度严谨，颇具远见卓识，善于因人施教，要求学生"精诚为医"；读书必须"博极医源，精勤不倦"，平时严格要求背诵医学经典及汤头歌诀等，时时抽查；临床则须"胆大心小，智圆行方"；遣方用药时遵循"简、效、廉"三原则。严苍山要求学生与时俱进、自强不息，自强的前提是品行端正和真才实学，有这两点才能立足于社会。他认为医学是容不得半点取巧的，庸医是要害死人的！严苍山曾有诗云："随我同门有二难，擅长艺事不平凡。还希医学多研究，青出于蓝胜于蓝。"从中可充分感受到严苍山科学严谨的教学理念。

严苍山先生将自己50余年的临床经验编写入书，著有《疫痉家庭自疗集》《续编古今要方94首》《汤头歌诀正续集》等作品，为医学事业做出了卓越贡献。

严苍山先生身为名医的同时善诗文、精书画、通琴棋，他认为医者涉猎范围要广，中医和艺术文化是有相通性的，习琴棋书画不仅可以修身养性，还可以更好地悟医道。此外，先生重视对学生进行"依于仁，游于艺"的美学教育，鼓励学生在学好专业知识的同时，应该学习古典文学、书法、绘画、篆刻等传统文化艺术。

青年时期的严苍山曾跟随清代翰林章一山先生学习，在诗、书方面深受其熏陶，后常与医界同道秦伯未、章次公、程门雪等人赋诗联句，相互赠送唱和。严苍山、程门雪、章次公、张赞臣等人，他们会一起围绕学术进行讨论，也会时常共赏诗画文物，在秦伯未和陈存仁的提议下，大家组建了一个名为"经社"的文酒会组织，于每月月初相聚一次，如女子月经般规律有期，因此得名。会期若能在规定之日如期举行则为经期正时，因故提前数日举行称超前，延后数日称落后。参加文酒会的会友有谢利恒的诸多弟子，也有一些世交后辈，如盛心如、丁济华、丁济民、叶熙春、吴子深等沪上名医。大家在会时茗酒谈笑，畅谈中医学术，鉴赏诗文书画，传统文化氛围浓厚。经社活动一般

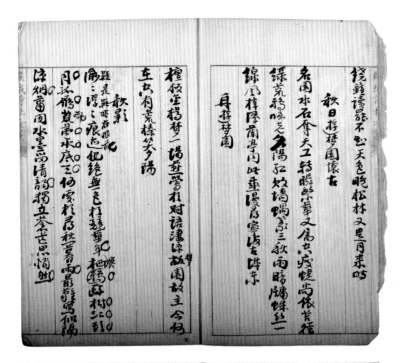

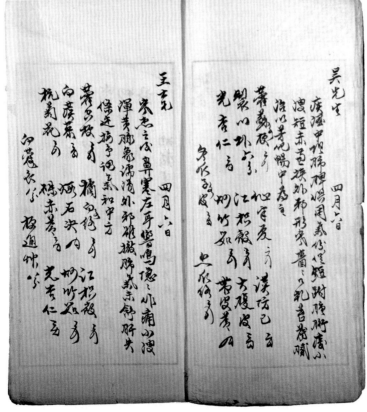

秦伯未《谦斋方案》

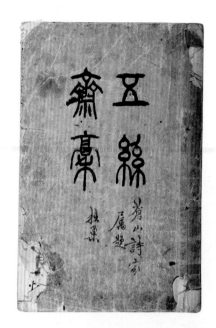

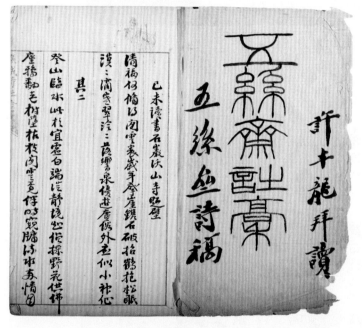

严苍山《五丝斋诗稿》

多以吟诗作画为主，其中严苍山、秦伯未、程门雪、盛心如、章次公、张赞臣、余鸿孙、陈存仁在诗词、书法、绘画上最具风韵，因此被称为"经社八才子"。

　　严苍山先生在书法上初习颜真卿的《多宝塔碑》等，后作行草，还精研过孙过庭的《书谱》，平时写字因多得此帖风神而为医界所称道。因天资聪慧，取法高古，他的草书隽逸丰润，毫无媚姿俗态，而后又幸得清代翰林章一山先生的指点和熏陶，书艺颇有精进，晚年时仍不忘言诗"书法素称成巨擘，提携后进我称师"来纪念章恩师。至悬壶济

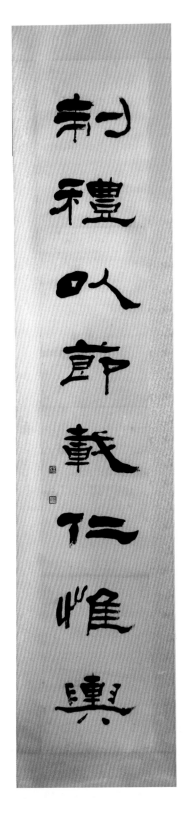

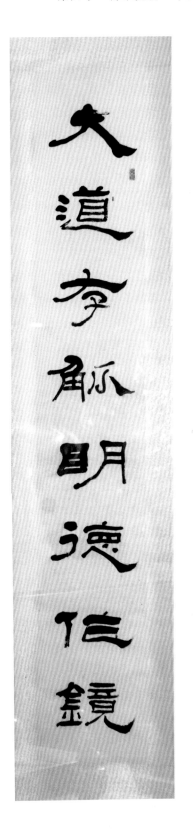

秦伯未隶书对联

世后，严先生的医方坚持用毛笔书写，淡雅泛黄的医笺，隽逸劲秀的笔墨，朱红庄重的印铃，一张张处方堪比一件件艺术作品。

严苍山先生在绘画上也颇有天赋，其鱼虾图丝毫不逊专业画师，同时还擅长画花卉，与著名艺术家唐云是挚友，与应野平等人均有交集，晚年还赠诗于应野平，以"世交旅沪弟兄称，书画闻名实可钦"怀念友人。严苍山与中国画坛泰斗、当代杰出画家潘天寿先生情同手足，是自幼至老肝胆相照的挚友。二人同乡且志趣相投，年轻学艺时曾得一画谱便如获至宝般相互传阅临摹。至20世纪60年代初时，潘天寿先生已名扬海外，每每来上海探望友人时他都会略过高级宾馆，直奔严老先生家下榻，两人即使阔别已久也毫不生疏，长夜漫漫，二人对饮于葡藤之下，谈古论今，每到兴奋之际便一齐俯桌作画，互为终生知己。

严苍山先生将一生奉献给了医学事业，无论是悬壶济世、治病救人，还是传承中医、教书育人，都源于他对医学的一片热忱，同时也将自己的经验以笔墨记载入册，流传后世。而作为"经社八才子"之一，他留下了一幅幅作品予后人欣赏。透过这些诗文书画，我们仿佛还能看到当年那位才华横溢的儒雅才子，在吟诗作画、饮酒烹茶，何等潇洒豁达！

第八节　银元时代的陈存仁

> 心理卫生，近代渐盛，养性修身，早垂古训。人生疾病，外因易防，七情六欲，内贼难当。愤怒烦恼，抑郁悲哀，神明内疲，百病之阶。健康要道，端在正心，喜怒不萦于胸襟，荣辱不扰乎方寸，纵遇不治之疾，自有回天之功。毋虑毋忧，即是长生圣药；常开笑口，便是却病良方。养生只此真诠，长寿无他奥秘，昔时七十已称稀，今后百龄不足奇。随遇而安，无往不乐，优哉悠哉，同登寿域。
>
> ——陈存仁《乐天长寿辞》

陈存仁（1908—1990），原名陈承沅，又名保康，字存仁，后以字行，上海老城厢人。陈存仁是我国近代中医界中的一位颇具传奇性的人物，在20世纪30年代就有"中医界才子"之称。他既不出身于中医世家，又非名门贵胄，但靠自己的奋斗，在名医如林的上海崭露头角，一步步跻入名医之列，是海派中医的代表人物之一。

陈存仁出生于家道中落的绸缎商人之家，8岁丧父。其既无家学渊源，也无久病自疗经验，更无祖传秘方，仅遵循父亲遗愿投医问业。1921年初，陈存仁投考南洋医科大学（即东南医学院前身），一年后因罹患伤寒，西医弗效，而服丁甘仁先生中药5天而愈，遂由四伯父转托王一亭、朱福田推介，考入上海中医专门学校，献身中医事业。实习期间其因写字清秀而迅速，经谢利恒先生推荐给丁甘仁先生抄方，受丁师亲炙。而丁师对其也甚为赏识，指定诊所一小房间让其居住。丁师过世后，改从丁仲英先生。陈存仁先生聪慧机变，勤勉博览，学验俱丰，诊断力强，长于时病，善用验方，不仅对本草研究精深，对经时方见解独到，对四诊详察明辨，还能在中西汇通方面另辟蹊径，并重视精神卫生、食养锻炼。1926 年，陈存仁受丁仲英推荐至南市广益善堂坐诊，为期 3 个月，那时陈存仁尚未毕业。在从丁仲英开方约 2 年间，陈存仁于早晨 7 时至 9 时坐诊，处理施诊给药事宜，曾自制"丁仲英门生陈存仁"方笺处方。1929 年，陈存仁在山东路设诊行医，擅长内科、妇科及针灸科。当年的一代国学大师章太炎、大学者胡适、上海大亨杜月笙、少帅张学良等旧上海声名赫赫的大人物，都曾是陈存仁的病家。

陈存仁生长在民国时期的上海老城厢，受到了海派文化的熏陶，知常达变，兼容并蓄。他虽然是一名中医，但并不排斥西医，成名之后仍然学习西医知识，聘请西医何云鹤每晚为他讲授西医，同时向丁福保、恽铁樵等前辈学习，一度也被认为是中医汇通学派的代表。因而，陈存仁一方面肯定西医药的长处，明确指出西药"为对症疗法，善于奏效极速之治标法"；一方面实行拿来主义，将西医学的理念与方法运用于中医诊治过程中，取长补短，如将胃病理论中西合流，进行分类辨证施治。后来他到香港开业，遇到一些中医无法治疗的病，他就告诉患者：你得的是某某病，应找某某西医专家，不然会误事。时间一长，香港最有名的西医都佩服陈存仁诊断准确。

陈存仁在业医之余，兴趣广泛，交友广泛，藏书多，见识多，文笔勤，著作等身，泽被后世，为中医事业的创新与发展做出了巨大贡献。陈存仁主编了《中国药学大辞典》《皇汉医学丛书》《中国药学大典》，著有《中国医学史图鉴》《红楼梦人物医事考》《津津有味谭》《伤寒手册》《食物疗病方》《胃病验方》《小儿百病验方》《抗战时代生活史》《银元时代生活史》等颇具影响力的著作。著名作家阿城评论《银元时代生活史》说："老上海书，这一本最好。"《银元时代生活史》详细地从一个中医师的生活视角写出了民国时期上海中医的情况，中医教育、中医书刊出版、中医开业情况、中医药界大事件都有详尽的描写，这些描写还是穿插在生活中的。这些活生生的生活史再现了民国时期上海中医界的生活，是研究民国时期中医史的重要资料，同时也是民国时期上海世俗生活的写真，具有历史和经济学研究价值。香港拍摄的电视《上海滩》也由此特邀陈存仁为该剧的"特别顾问"。

此外，陈存仁长期致力于中医药文化的普及宣传，并参与了民国时期上海中医药多种期刊的办刊工作，撰写了大量文章；先后主编或作为主笔，编办了民国时期申报馆《康健报》《国医与食养》《新闻报》《商报》"国医与国药"副刊等专刊专栏。中医药书刊的出版工作促进了陈存仁的行医工作，成为他谋生的第二职业；也成为他宣传中医药知识的平台，是他形成自身在中医药界的社会地位、积累中医药学术文化的重要手段。陈存仁创办了国内第一份普及健康和医药卫生常识报刊——《康健报》。他不仅有创新意识，操作能力也很强，《康健报》创办在民国初期民智开启之初，以准确的读者定位吸引广告客户。陈存仁利用社会关系，与当时的上海医药商家黄楚九等签了广告合同。陈存仁请教当时医药期刊出版的前辈丁福保先生，在编辑和经营方面，丁福保提出"内容要很丰富而有趣味"，陈存仁则在编辑思想上提出"把医学常识文字用极通俗的笔调写出来"。陈存仁还应丁福保的建议，除了请丁福保撰写稿件外，还邀请丁仲英、谢利恒、恽铁樵、俞鸿宾、秦伯未、陆士谔、章次公等名中医家撰稿。在特约撰稿人的邀请方面，陈存仁还独出机杼，邀请武侠小说家平江不肖生以小说的笔调来写验方，让名人现身说法，写自己的疗养经过。结果第一期就发行 1.4 万份，当时最老的报纸——《申报》才发行 10 万份。第二年业务突飞猛进，《康健报》风行一时。

陈存仁耗时 5 年编撰出版了《中国药学大辞典》，是民国时期中药辞典类著作的重要代表，是第一本以现代生物分类学角度诠释的中药辞典，内容丰富，考据翔实（除了研究大量文献资料外，陈存仁还实地考察了全国药材转运中心汉口，到蕲春考察了南北药材交流情况，参观了李时珍墓，拍摄了大量照片，收集了大量新鲜原株药材的标本，得到了当时许多药材的价目单），又注重实用，便于检索，仅民国期间便再版 27 次，畅销海内外，1956 年后仍有翻印。书中引用大量的古代文献及当时最新的研究成果，绘制彩色药图数百幅，极具文献与实用价值。虽然该书存在不少谬误，对阴阳五行等中医药理论的认识亦有偏颇，但作为早期大型中药工具书，存在这些缺点可以理解，同时该书的编著亦是中药辞典编纂工作逐渐进展的一个缩影。陈存仁在编撰《中国药学大辞典》时，聘请了 4 位助编人员、4 位抄写员、2 位绘图员、2 位摄影师、4 位学生。他还租用了两间楼房。他为这些职员供应较为优厚的薪酬、午晚两餐，编撰工作持续了 4 年。陈存仁请吴稚晖为辞典题签，章太炎、焦易堂、萧龙友作序，蔡元培为五彩药物图画题写了"中国药物标本图形"八个字，另有众多中西名医作序题字。经过与出版商的艰难交涉，《中国药学大辞典》后由沈知方主持的世界书局出版，稿费 12000 元。该书出版后不久就再版，先后再版 27 次，畅销海内外，且盗版盛行。"八一三"事变后，日军侵华，5000 部新版的《中国药学大辞典》被日本军队作为战利品运往日本。在抗战之前，世界书局把这部书的内容删去 3/5，以《中国药学大辞典》缩本形式出版，销量极大。

1929 年，余云岫等人抛出臭名昭著的"废止旧医案"，妄图取消中医，引起了社会各界的震惊，引发了全国中医界的奋起抗争。陈存仁发文《陈存仁致褚民谊函》，犀利驳斥其马前卒褚民谊的言论，"苟中医消灭，则西药销数自当十倍此数，然则中医之取缔，实乃造成西药畅销之机会……经济侵略，亦属可虑"，指出其欲盖弥彰的废止中医之意，并明确指出废止中医于国于民的危害，是自掘坟墓之举，开西方经济侵略大门之实，唤起民众支持；并在《中医药情报》上发表《"中医革新运动"之赞助力：6 位党国元老提倡中医中药》《章太炎先生与中国医学》《三一七"国医节"话旧录》等文章。与此同时，陈存仁与张赞臣邀谢利恒、丁仲英老师等发起组织全国抗争，参与组织策划推动上海总商会大厅召开的全国中医"3·17 抗争大会"，被选为赴南京请愿团五人代表之一，并获得抗争胜利。

丁甘仁师曾教导陈存仁，"道无术不行，术无道不久。所谓道，即指医道而言；所谓术，是指医术而言，术不能走歧途"。陈存仁先生成名年少，因医得显，却用一生来捍卫中医的生存与发展。时人赞曰"医学精湛，名噪一时，济世活人，功在社会，实为国医界之泰斗也"。

第九节　"弃文从医"恽铁樵

提到"弃医从文"，人们会想到一代文豪鲁迅先生，而与鲁迅"弃医从文"相反的是，民国中西医汇通名家恽铁樵的人生选择则是"弃文从医"。

恽铁樵（1878—1935），江苏武进人，其先人为桐城派古文家，文化底蕴深厚，自承家学，善习古文。他天资聪慧，16岁时就中了秀才，25岁时考入交通大学沪校前身的上海南洋公学研习英文，33岁时担任商务印书馆编译，次年接任《小说月报》主编之职，而在此之后一年便由他力荐将鲁迅的第一篇小说《怀旧》刊登在了《小说月报》第四卷第一号上，甚至笔名还是早年的"周逴"而不是"鲁迅"。恽铁樵对鲁迅的这篇处女作高度赏识，从古文的义理章法上加以评判，为这篇文言小说夹注十则批语及一则总评，如"接笔不测，从庄子得来"，"用笔之活，可作金针度人"，"写得活现，真绘声

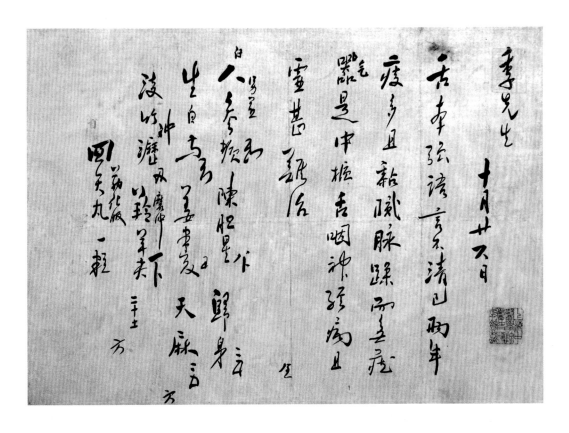

恽铁樵处方

绘影"，篇末又说"曾见青年才解握管，便讲词章，卒致满纸饾饤，无有是处，极宜以此等文字药之"，下署"焦木附志"，其间多为称赞，用心程度可见一斑。同时恽铁樵还将《怀旧》作为青年文章典范加以表彰，可见其作为一名编辑的独到眼光。除此以外，新文学大家叶圣陶也被恽铁樵慧眼所识，《旅窗心影》一文在无法刊登于《小说月报》时被收到了由恽铁樵主编的《小说海》里，恽铁樵私下还写了长文与叶圣陶就这篇小说的道德内容进行深度探讨。恽铁樵在编辑工作上缜密用心，同时不遗余力提携新人为新文学领域灌注新生力量。

恽铁樵在文学编辑方面颇有造诣，他为何放弃辉煌成绩转而投身医学事业呢？这与他中年接连丧子的悲痛有关。恽铁樵共有四个儿子，1916 年，14 岁的长子阿通因患伤寒不幸去世，没想到第二年时二儿子和三儿子又因伤寒先后夭折。两年时间内接连失去三个儿子，恽铁樵承受的伤痛和打击可想而知。恽铁樵因自幼身体欠佳，一直自学中医古籍，可谓粗通医道、略知岐黄。面对儿子们的病情，他往往是内心有所见解，但是苦于没有临床经验不敢轻举妄动，时有向医生建议商讨却从来不被采纳，只能坐视儿子一个个离去。一年后病魔再次降临，他的四儿子也难逃厄运染上伤寒。面对奄奄一息的四儿子，恽铁樵悲痛万分，彻夜未寐，联想到自己前三个儿子的结局后他踌躇再三，最终决定放手一搏，遂提笔开出一张麻黄汤的方子，立即煎煮送服。只见一剂过后小儿子肌肤湿润，喘逆稍缓；两剂之后汗出热退，喘平气顺；三剂后神志恢复，能进茶饭，继而痊愈。经此实践后，恽铁樵开始深入钻研中医经典，亲朋好友生病都会前来求医，效果颇佳。其间商务印书馆一位同事的孩子亦因伤寒垂危，遍请沪上名医均无果，最终抱着"死马当作活马医"的心态来向恽铁樵求助。恽铁樵辨证论治后为其开出一剂"四逆汤"，一剂入肚患儿便转危为安，同事为表感激之情登报鸣谢："小儿有病莫心焦，有病快请恽铁樵。"自此恽铁樵名声大振，慕名而来的患者也越来越多，恽铁樵只能在编稿之余抽出时间救治患者。为了救治更多的患者，恽铁樵于 1920 年辞去商务印书馆编译一职，开始了自己悬壶济世的行医生涯。

恽铁樵从医期间，中医学也正值生死存亡的关键时期。这一时期西方医学不断传入中国，包括解剖学、临床诊断学等在内的多种西方医学深受国人追捧。由于当时社会正处于一个破旧立新的时代，有些中医医生顽固保守、拒不接受现代科学的态度使中医学被当作了"旧"的象征。1916 年，余云岫为批判中医撰写了《灵素商兑》，率先对中医基础理论进行系统批评，认为阴阳五行、脏腑经脉"皆凭空结撰，全非合实"，而这正是民众对中医最为不解疑惑之处。面对社会上越来越多的质疑，对中医深有研究和体会的恽铁樵决定对《灵素商兑》给出反击，要让民众相信中医。于是恽铁樵从经典理论著作《黄帝内经》着手，尝试用科学的方法来解释中医的理论实质，并于 1922 年发表了《群经见智录》一文，发出了当时中医学界反对余云岫的第一声。其中，恽铁樵提出了"四时五脏"的观点，他认为古人把四时看作万事万物变化的支配力量，也是古人认识事物变化的方法，由四时的风寒暑湿产生了六气，生长收藏化生了五行，再由四时五行派生出五脏，因此四时是《黄帝内经》的骨干，"《内经》之五脏，非血肉的五脏，乃四时的五脏"。他从方法论的高度揭示了中医理论，驳斥了《灵素商兑》的攻击。在恽铁樵的影响下，陆渊雷、吴汉仙、陆士谔、杨则民等中医也纷纷著书立说，回应余云岫的抨击。恽铁樵在保护中医传承上做出了很大贡献，但他并不排斥西医。他提出了"西方科学不是唯一之途径，东方医学自有立脚点"的观点，强调了中医发展应该借鉴西医实践，学习西医的长处，并与之合化，继而产生"新中医"，但同时不能使中医同化于西医，只能取西医学理补助中医。他在当时已经提出了中西汇通的思想和中医需要创新的意识，是早期"中西医汇通"的代表人物之一。

恽铁樵十分注重教育和人才的培养，无论是文学方面作为伯乐发现新文学作家，还是作为师者培养中医人才。为使更多的人了解中医、学习中医、传承中医，恽铁樵于1925年创办了"铁樵中医函授学校"专门培养中医人才，并发表了长达4000余言的《创办函授学校宣言》，提到"中医不能出国门一步，此则有国力关系，况现在情形是暂时的"，指出中医在未来必将走向世界。函授学校开办后，应者如云，入学者达到600余人，遍及全国各地。然而1928年时由余云岫提出的"废止旧医案"在中医界掀起了轩然大波，函授学校不得不停办教学。1929年3月17日，全国17个省市、242个团体、281名代表在上海召开全国医药团体代表大会，大会成立了"全国医药团体总联合会"，组成赴京请愿团，要求政府立即取消议案。在广大中医人士和群众的据理力争下，废止中医法案被迫撤销，恽铁樵的函授教育也在1933年得以重新开始。1934年1月，他又"重拾旧业"在上海创办《铁樵医学月刊》，以期"我等当备一格，为民众增进医药常识"。《铁樵医学月刊》创刊号特列《学员须备参读之书》，医籍涉及伤寒、金匮、温病、本草、医方、解剖生理、细菌学等22类，使函授学员做到"勤求古训，博采众方"。期刊虽由其得意门生章巨膺主编，但恽铁樵仍作为"引路人"和"把关人"，延续严谨认真的态度，直至晚年中风在床。在恽铁樵的坚持不懈和用心教导下，学校终于培育了如陆渊雷、章巨膺、顾雨时等一批具有创新思想的优秀人才，有力地推动了中医事业的发展。

与其说恽铁樵"弃文从医"，不如说他在两个领域都绽放光彩，不论他选择哪条道路，认真与严谨的人生态度都助力了他的成功。他的一生于自己而言是成功与坎坷兼具的，于社会而言却是历史转折点的代表人之一。因为他的发掘，文坛升起新星；因为他的远见卓识孤勇，中医得以传承和发扬光大。

第十节 民国期间医药期刊《中医杂志》

上海中医药博物馆收藏有大量民国期间的医药期刊，如《三三医报》《中医杂志》《中西医学报》《医学报》《医界春秋》等近4000册。这些期刊杂志记载和见证了上一世纪中医人的求索革新和融合汇通，是促进学术交流和团结广大医界同仁的平台。其中

《中医杂志》是上海中医学会创建的会刊，以"阐发中医学理，普及中医知识"为理念，前后共出版 30 期，交流探讨中医学术思想，普及中医文化。

一、民国《中医杂志》简介

（一）上海中医学会与《中医杂志》

上海中医学会成立于民国十年（1921），由名医丁甘仁、秦伯未、夏应堂等人创办，与神州医药学会、中华医药学会并称"沪上三大中医药团体"，学会成立的目的是团结中医界同仁、共同进行中医学术研究。为了搭建学会会员们学术交流的平台，上海中医学会创建了《中医杂志》作为学会的会刊，共出版 30 期。《中医杂志》以"阐发中医学理，普及中医知识"为主旨，宣传中医文化。该刊由王鞠仁担任主编，日常编辑工作由丁仲英等完成，虽只发行 10 年的时间，发行数量越万册，海内外均有发售。国内销售近至沪杭，远至奉天、黑龙江、四川等地，国外销售近至东南亚，远至美国旧金山等地区。如第十三期杂志曾刊载在美国开设中医诊所华侨谭小张的来信，文中写道："在美十年有余矣。离群索处，得阅贵杂志。如与国内才俊，朝夕晤对，析疑辩难，获益良多，至为快乐。倘不遗在远，得入贵会，追随诸君子之后，何幸如之。"。

（二）《中医杂志》创刊人

《中医杂志》的创刊人是丁甘仁，为孟河医派后期的代表人物之一。

丁甘仁，早先师从马仲清及丁松溪，后又求学一代宗师马培之先生，尽得马氏真传。学成之后，丁甘仁最初行医于孟河、苏州，后至上海，医道大成，名震沪上。丁甘仁治愈患者的同时，还志在兴学，培养青年中医后人。其与沪上名医夏应堂、余继鸿等集资办学，1917 年创办上海中医专门学校，1919 年后又开办女子中医专门学校，两所学校均造就了大批高水平的中医人才。1920 年丁甘仁又成立"国医学会""江苏省中医联合会"等组织，发行《国医杂志》等期刊，1921 年成立上海中医学会并担任首届会长。

二、民国《中医杂志》编辑情况

（一）编辑长

王鞠仁，原名菊人，籍贯安徽。1917—1922 年王鞠仁就读于上海中医专门学校，曾担任上海中医学会秘书长，并担任《中医杂志》编辑长，1922 年创办《江苏全省中医联合会月刊》，1927 年秋与秦伯未、许半农等创办上海中国医药学院，并担任校总务主任、教授等职，后因病举家迁居杭州。

（二）编辑

《中医杂志》的编辑主要有秦伯未、章成之等人。

秦伯未，现代中医学家（1901—1970），名之济，号谦斋，上海浦东人，上海名医秦乃歌之孙，就读于上海中医专门学校。秦伯未致力中医教育事业，1928年与章次公、许半龙等创办上海中国医学院，并担任该院教师。秦伯未团结中医同仁，创立中医指导社，主编《中医指导录》《中医指导丛书》杂志，函授中医学，1938年又创办中医疗养院。1949年后，秦伯未任北京中医学院教务长、卫生部中医顾问、农工民主党中央委员，第二、三、四届全国政协委员，诊务、执教之外从事著述。其著作多达五六十种，重要的有《中医临证备要》《中医入门》《内经知要浅解》《谦斋医话讲稿》等。

章成之，江苏丹徒人，师从丁甘仁，进入上海中医专门学校半工半读，后又在广益中医院实习3年。1928年底，章成之与丁门弟子秦伯未、程门雪等人创办上海国医学院，著作有《药物学》《诊余抄》《章次公医案》等。

三、民国《中医杂志》基本内容

《中医杂志》主要由专著、学说、药物学、笔记、医案、验方、卫生谈、释辨录、文苑、医训、会议记录、广告、发刊词、祝词等内容构成。

专著，个人著述确有新的发明者入之。个人著述这一版块追求文章的创新或者新发现，中医需要不断的发展就需要不断的创新，这一点受到会长丁甘仁先生的重视，并在第一期杂志中发表了《喉痧症治概要》一文，阐述了自己新的见解。

学说，医理精通、文笔条畅者入之。这一专栏着重文章的学术价值，均是各医家对医理内容独特的见解，因此受到众多医家的踊跃投稿。第一期《中医杂志》就有近20篇文章选入，其中有曹尹甫的《温病始于太阳议》《牝疟牡疟辨》，杜厚之的《痘症论》《风热疟辨》，暴振华的《药不可常服》，诸文萱的《噎膈反胃症侯各殊而治法均忌纯用香燥论》，陈杰的《辨或者论大青龙误》，何昆如的《少阴负趺阳为顺释义》，陶可箴的《论急风及治法之大略》《论慢风及治法之大略》，秦伯未的《唐容川以痨病脉浮大手足烦为阳虚辨》，刘佐彤的《喜怒不节则伤脏论》，王鞠仁的《经文先夏至为病温后夏至为病暑说》，蔡载之的《疹症论》等文。

药物学，深明本草性味，以及可助处方之用者入之。第一期纳入两篇文章，包括佚名的《药性主病便览》、许有恒的《浙贝母之形状与培植及制干法》。这些文章介绍了各类中草药的作用及使用方法。

笔记，不论读书还是临证，有心得而记录者入之。笔记这一栏重点强调读书、临证过程中的心得体会。第一期杂志有陈耀堂的《崇道轩笔记》、曹尹甫的《记袁性太阳证治验》等文章。

医案，畅明病理，罗列方案有可示准绳者入之。医案即病案，是医生治疗疾病时辨

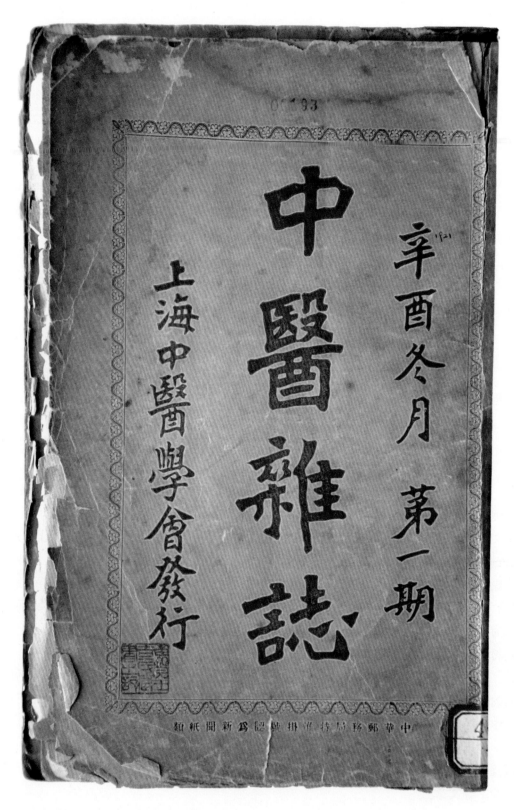

《中医杂志》第一期

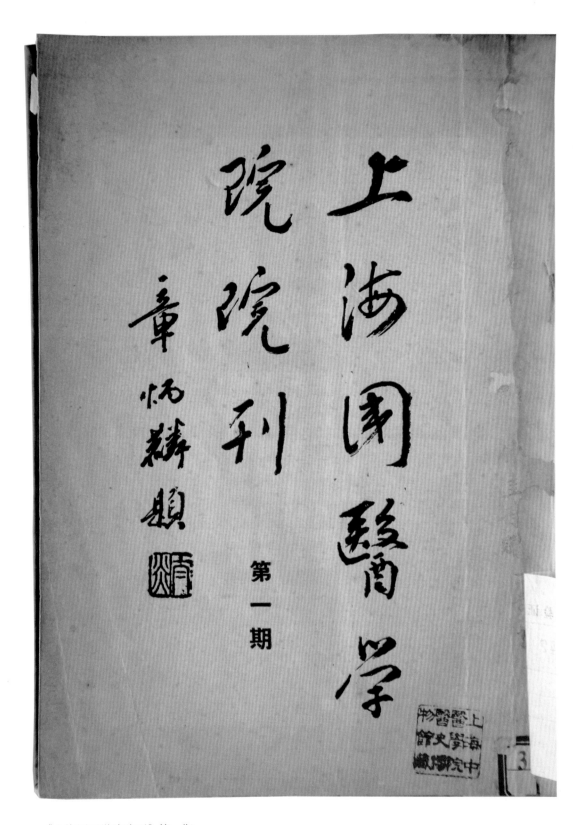

《上海国医学院院刊》第一期

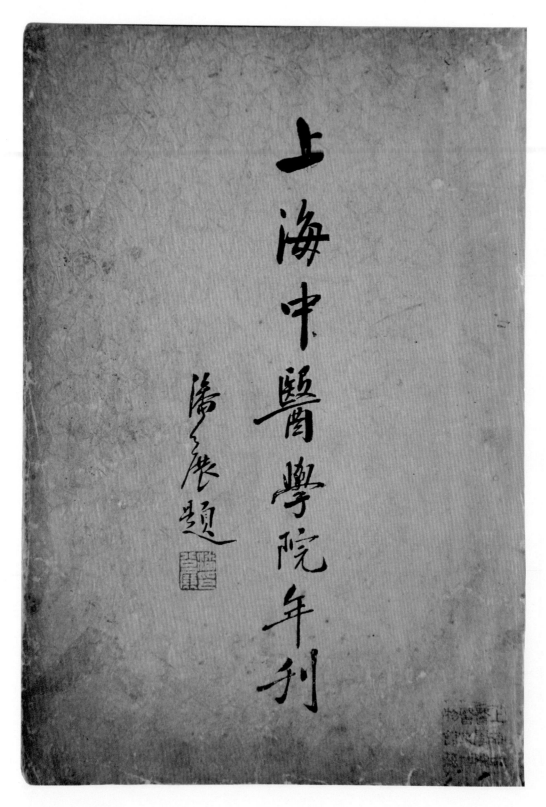

《上海中医学院年刊》

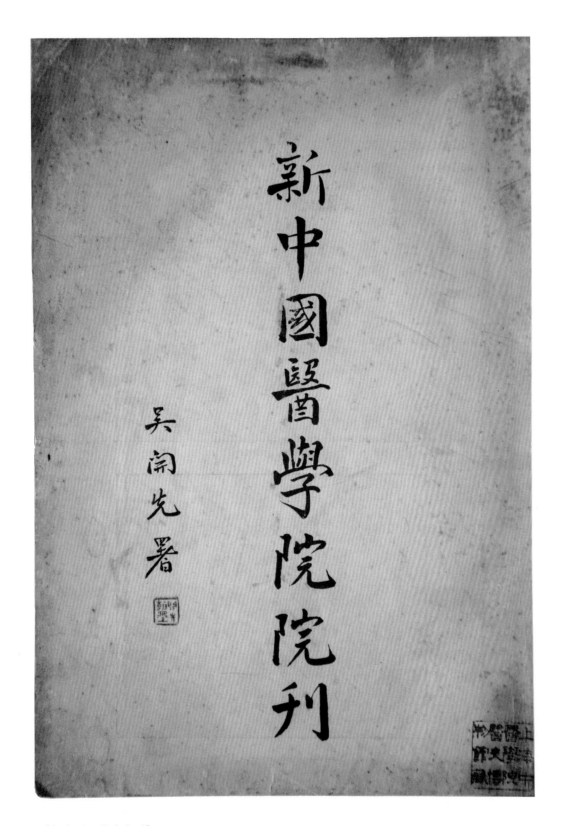

《新中国医学院院刊》

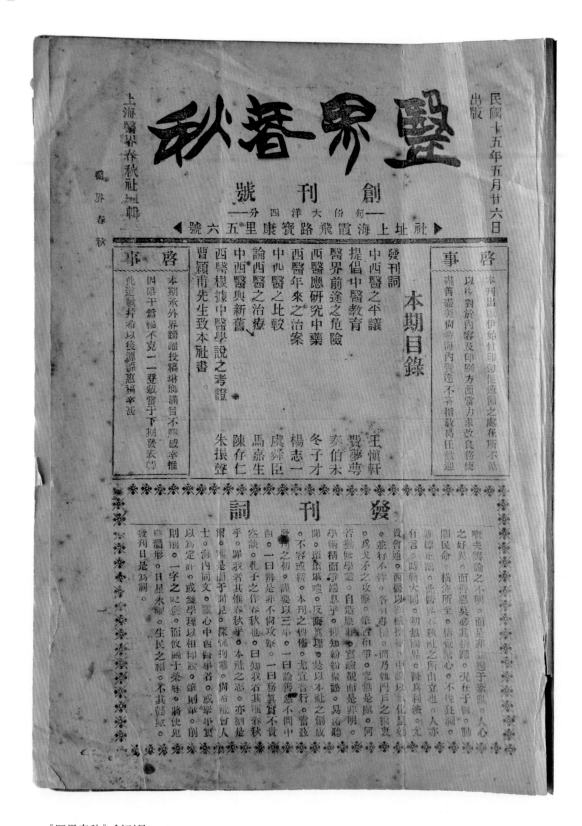

《医界春秋》创刊号

证、立法、处方用药等过程的连续记录。第一期纳入杂志的有丁甘仁的《思补山房医案》《中风医案》，陶可箴的《血症医案》，叶劲秋的《感恩志》《产后泄泻验案》，龚乐庭的《虚劳咳血形瘦便溏案》，徐健民的《湿温病后神昏案》，曹家达的《唐姓缝工治验案》等文。

验方，不必奇偶配合，但已验过之方确有应效者入之。验方一栏中，对药方的种类不限，不论大方、小方，还是单方、复方，只要功效确切，皆可纳入此栏。第一期纳入叶劲秋的《经验秘方》，杜厚之的《疯犬咬伤方》，诸文萱的《神效生肌膏》，沪南广益医院录赠的《疥疮神效方》，戴观的《救治枪伤方》《接骨方》等文。

卫生谈，普及卫生常识，不事高深学理，求其有实用而便效法者。这一栏重点追求对卫生知识的普及，语言文字讲求简单明练、通俗易懂，适合推广。第一期杂志共纳入4篇有关卫生防护的文章，有杜厚之的《卫生七要》，何昆如的《烟酒与人身之强弱》，徐健民的《冻疮论治及预防法》《乳儿抱寝之害》等文。

释辨录，关于医理辨答，如讨论会记事入之。这一栏重点记述上海中医学会的讨论会，侧重对医理的研究，加强会员之间医术交流。第一期发表的内容有《第一次讨论会开会记》《第二次讨论会开会记》《附第一期特捐露布》等。

文苑，登载会员诗词，会外投稿者不录。第一期共刊登8位名家诗文，均是上海中医学会的会员名医所作，展现了名医的医者情操。其主要有诸文萱的《诗三篇》，秦伯未的《二兰室诗稿》，徐少楠的《暖云寒月馆诗稿》，王鞠仁的《诗十首》《心潮录》，龚乐庭的《诗四首》，陈杰的《诗三首》，何昆如的《诗三首》等。

医训，寻常通讯关于医理讨论者入之。第一期共纳入2篇文章，有何昆如《答友人王觉夫问医》、吕叔平《附医学闲话》等文。

会议记录，关于会中要务及开会事项加载此栏，侧重于介绍上海中医学会历届开会的组织情况、与会人员安排及职务任命通知。第一期《中医杂志》发表了上海中医学会的大会章程、成立大会开会记录、职员一览表、欢迎会与职员会纪事、职员会议纪事、特捐会纪事、医界同乐会纪事等内容。

广告，广告专栏是上海中医学会的经费来源之一，广告内容主要包括药铺开业、药品广告、医药学报社广告、制药公司广告、图书出版公司广告、各地医学团体成立、个人诊所开业等。

发刊词，由王鞠仁亲自撰写，简单介绍了中医的历史、发展情况，着重阐述了办期刊的主旨、目的。

祝词，为庆祝杂志的顺利出版，各方中医药界人士都送来了祝词，既有社会团体又有个人。

四、民国《中医杂志》的历史意义

《中医杂志》的创刊对促进中医的发展有积极作用，主要体现在以下几个方面。

（一）承载医史文献

《中医杂志》通过期刊的方式，记录下诸多名医医案及学术观点，为后世医史研究留下了珍贵的资料，尤其是部分笔记、医案等专栏，这些专栏是特意开辟出来发表名医心得与体会的，现已成为宝贵的医学资料。

（二）促进学术交流

期刊中设有专著、学说、药物学、笔记、医案、验方、卫生谈、释辨录等专栏，旨在加强中医同仁的学术交流。如释辨录，这一专栏侧重于医术的切磋及部分疑难问题的讨论；笔记，这一专栏侧重于名医行医过程中的个人心得体会。

（三）团结中医同仁

《中医杂志》设有文苑专栏，方便会员之间交流诗词歌赋，加强会员之间的凝聚力，陶冶会员情操。由此可见，《中医杂志》既是民国时期中医学术交流之地，也是团结中医同仁、发扬中医文化的平台。

第十一节　民国时期医学期刊《中西医学报》

《中西医学报》是清末民国初西学东渐时重要的医学期刊，其内容丰富，通俗易懂、涉及面广，普及性和引导性强，为西医学在中国的传播发挥了重要的作用，也促进了中医学的中西医汇通，对近代中医学的转型发展有着一定的影响和促进，也给了当今医学的发展很好的启示和借鉴。本书内容旨在探究此刊的内容特色要点，阐述其对近代医学的历史贡献和影响，以期为传承中医药文化和进一步研究此刊的学术价值，起到抛砖引玉的作用。

一、学报简介

《中西医学报》由著名的医学家丁福保先生创刊于1910年4月，月刊，也是中西医学研究会会刊。由上海中西医学研究会编辑出版，丁福保任总主编，总发行所设在上海新马路昌寿里81号（1911年1月改为"新马路昌寿里82号"，1912年8月后改为"派克路昌寿里58号"）。杂志以"研究中西医药学，交换智识，振兴医学"为宗旨。1918年7月，该刊因丁福保忙于编撰《说文解字诂林》一书而停刊。1927年1月复刊，办刊宗旨改为"介绍医学学识，阐扬卫生真理，养成健全的人格和正确的判断力"。1928年4月，该刊更名为《德华医学杂志》，由丁福保的次子丁惠康医生任主编。杂志社设于上海梅白格路（今新昌路）121号，由医学书局总发行，办学宗旨则改成"取学术公开态度，以普及新医学促进公共卫生之实现。"1929 年刊名改回为《中西医学报》，1930 年 6 月停刊。该刊共出版了 11 卷，每卷 12 期。

二、创刊人简介

丁福保（1874—1952），字仲祜，号梅轩，别号畴隐居士、济阳破衲，江苏无锡人。近代史上著名的医学家、学者、翻译家。丁福保 1904 年任中国医学会副会长，1909 年被公派去日本考察，回国后在上海创建了中西医学研究会，先后联合中西医界 513 名同仁，倡导医学研究，并自筹经费，发行《中西医学报》，还在上海创办医院、疗养院、医学书局等，并编译了大量西医著作发表在《中西医学报》上，为中医的改良做了巨大的努力。他也是中西医汇通的代表人物，推动了上海近代医学的发展，促进了卫生教育事业的进步。另外，他在佛学、文字学、古钱收藏研究以及数学等方面也颇有建树。

三、《中西医学报》的内容特色和影响

（一）内容丰富、全面，通俗易懂，普及性和引导性强

《中西医学报》大量地引进介绍和普及西方医学知识，取长补短，改良中医，促进医学知识交流和医卫事业进步。该刊主要设有论说、学说、社友来稿汇录、丛录、会员题名录、医事新闻、医史、专件、东西译稿、传记、论坛、医案、小论坛、笔记、附录等栏目，另外还有大量的医药广告、书讯、函授课程、价目、会务介绍等信息，除了论说、学说、丛录外，其他栏目则根据每期内容灵活设置。内容涉及西医各科，如解剖学、生理学、病理学、诊断学、传染病学、免疫学、内科学、外科学、卫生学、妇产科、儿科、皮肤科、五官科、心理学等，以及中医各方面，还有医学史、翻译类等。刊中的函授课程、讲习所、会议等信息，反映了当时中国医学新兴教育模式的兴起。期刊记载了众多医学常识、常见病有效疗法和医案等，所刊载或翻译的内容既专业又通俗易懂，这有利于西医知识的传播和医卫知识的普及。

（二）重视中西医学汇通，主张改良中医

从 1908 年到 1933 年，丁福保翻译日本医学书籍 68 种，同时结合他编撰的其他医书，共 83 种，汇成《丁氏医学丛书》，并多数在《中西医学报》上刊登以供会员交流学习，还登载了函授教学信息。大量西医学译著和新式的函授教学，为国内医生学习西医提供了重要的平台且降低了学习成本，也培养和影响了一大批中西医汇通的医家，对我国医学界了解、学习西医有着巨大的影响。各省会员在此刊上发表了大量中西医学理论和临床治验的文章，在针砭医学时弊的同时，也吸收新的知识，探讨中医改进之法，并推进医学制度改革。他们反对废除中医，大多数都主张取西医之长来弥补中医之短，提倡以近代科学方法研究中医。期刊中丁福保还第一次提出了"中医科学化"。其刊载的

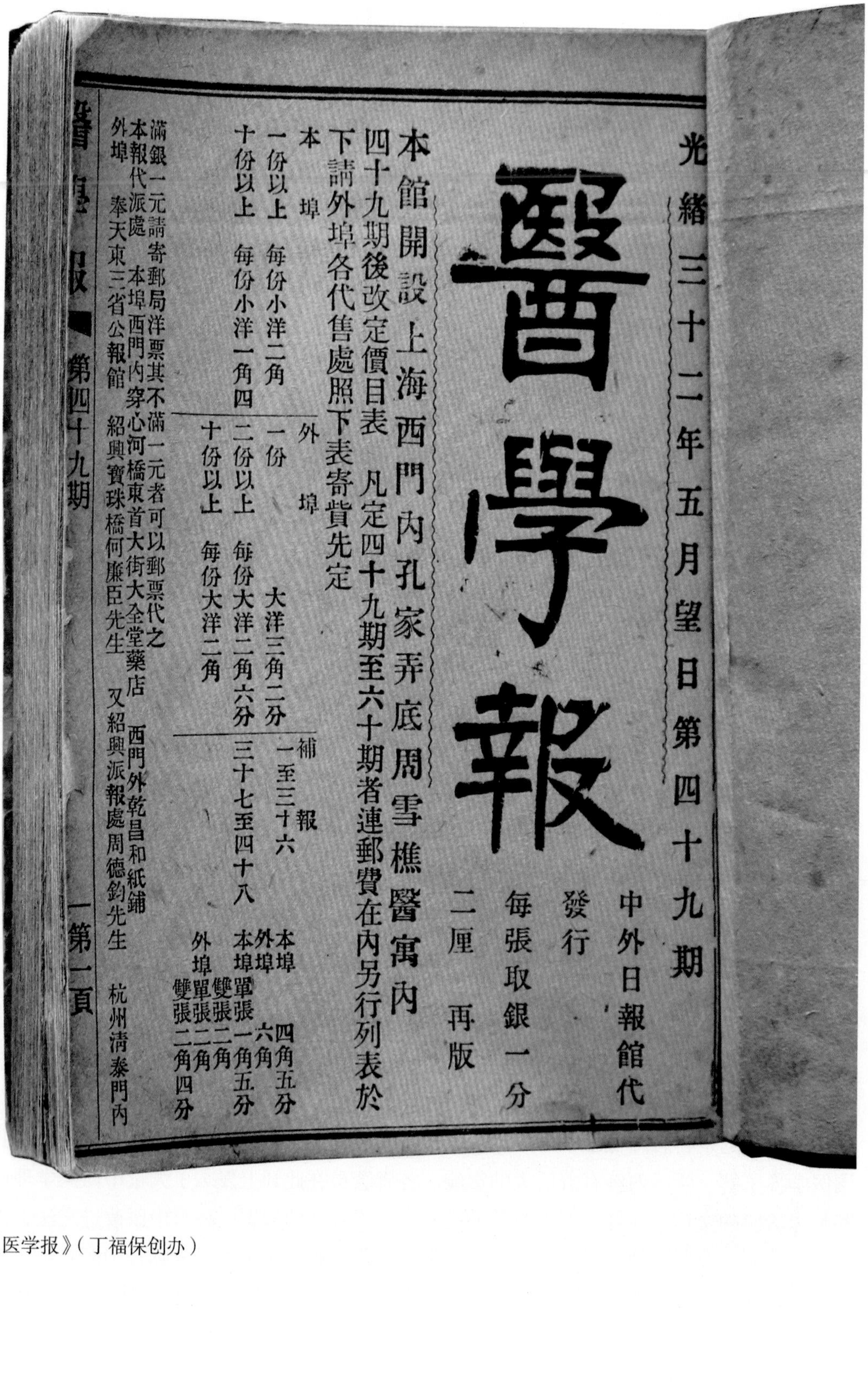

光緒三十二年五月望日第四十九期

醫學報

中外日報館代

發行

每張取銀一分

二厘再版

本館開設上海西門內孔家弄底周雪樵醫寓內

四十九期後改定價目表　凡定四十九期至六十期者連郵費在內另行列表於下請外埠各代售處照下表寄贄先定

本埠

一份以上　每份小洋二角

十份以上　每份小洋一角四

外埠

一份　大洋三角二分

二份以上　每份大洋二角六分

十份以上　每份大洋二角

補報

一至三十六

三十七至四十八

本埠單張　四角五分

外埠單張　六角

本埠雙張　一角五分

外埠雙張　二角四分

滿銀一元請寄郵局洋票其不滿一元者可以郵票代之

本報代派處　本埠西門內穿心河橋東首大街大全堂藥店　紹興寶珠橋何廉臣先生　又紹興派報處周德鈞先生　杭州清泰門內

外埠代派處　奉天東三省公報館　西門外乾昌和紙鋪

醫學報　第四十九期　第一頁

《医学报》（丁福保创办）

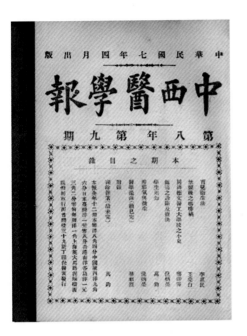

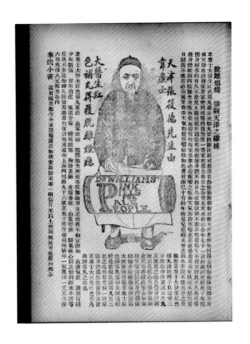

1918 年 4 月第九期《中西医学报》目录页

刊载于 1918 年 4 月《中西医学报》的医药广告插页：介绍韦廉士大医生红色补丸辅助戒烟（鸦片）

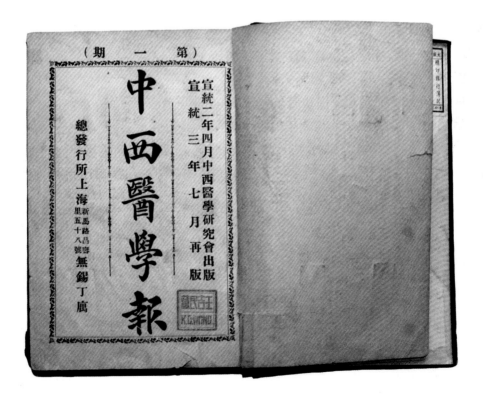

《中西医学报》

大量名家（如丁福保、陈邦贤、钱伯文、朱笏云、伍廷芳等）的医案和文章，代表了当时医学界的学术水平，反映了近代医家的革新思想。此刊也成为当时中医改良派的理论阵地。

（三）注重当下疾病特别是传染病的治疗和预防，注重卫生知识的普及

《中西医学报》中刊载了大量日常疾病的医案、讨论的文章，特别是传染病的诊疗、预防措施等提供了西医的理论和经验，且较系统；在公众卫生知识普及方面也有较为全面的介绍。晚清、民国初期，肺痨病、鼠疫、霍乱、赤痢等传染性疾病流行。期刊中有关肺痨病论述就有 40 多篇，从病因、病状、病程到病菌特点和适宜环境、传染途径、治法、预防手段等都有论述，如《肺痨病救护法》《肺痨病预防法》等。鼠疫流行时，报刊进行了专件报道，各医家开始反思、探索鼠疫传播的源头，由此也引出各医家对增进和普及公共卫生知识和促进卫生事业的思考、探讨和关注，如伍连德的《鼠疫论》《论中国当筹防病之法及实行卫生之方》等。刊中对公众防疫也进行了较系统的介绍。如在预防肺痨病中，谈到要注重个人卫生、饮食和保持心情愉悦等；公共卫生预防方面注重设立痰盂，对人多聚集的场所消毒；强调公众预防需要政府禁令来杜绝恶习和传染源，并从社会公德的角度来宣传号召大家遵守执行等；还有建议在通商口岸设检疫所；医院应该设置专门疫病治疗处，对疫病进行隔离治疗；学校增加卫生课；对市面上的饮食品进行查验，呼吁以改善公共环境和加强传染病防控能力为主的公共卫生体系的建立。

此外，此刊内容上还较注重心理疗法和中医伦理学，对心理疗法的分类、特点和前提等进行了介绍。

《中西医学报》是清末民国初期介绍西医极为突出的刊物，它在中国创办时间早，发行范围广，刊行时间长，刊载内容丰富而广泛，为我们留下了宝贵的史料，值得我们进一步挖掘。它为西医知识在中国的传播，以及近代中医的改良和转型起到了一定的推动作用，并为构建中西医交流互通起到了重要的桥梁作用，也促进了近代中医观念的转变。它所刊载的防治疾病的理论和经验，对当今医学仍具有极好的借鉴意义。

［1］和中浚.图说中医学史［M］.南宁：广西科学技术出版社，2010.

［2］陶广正，高春媛.文物考古与中医学［M］.北京：中国中医药出版社，2017.

［3］李经纬，林昭庚.中国医学通史［M］.北京：人民卫生出版社，2000.

［4］邓铁涛，程之范.中国医学通史：近代卷［M］.北京：人民卫生出版社，2000.

［5］傅维康.中国医学史［M］.上海：上海中医学院出版社，1990.

［6］陈丽云.岐黄史话［M］.上海：上海科学技术出版社，2018.

［7］李经纬.中医史［M］.海口：海南出版社，2015.

［8］张伯礼.百年中医史［M］.上海：上海科学技术出版社，2016.

［9］中华中医药学会.中华中医药学会史［M］.上海：上海交通大学出版社，2008.

［10］王明强，张稚鲲，高雨.中国中医文化传播史［M］.北京：中国中医药出版社，2015.

［11］严世芸.中医医家学说及学术思想史［M］.北京：中国中医药出版社，2004.

［12］邓铁涛.中医近代史［M］.广州：广东高等教育出版社，1999.

［13］严世芸.中医学术发展史［M］.上海：上海中医药大学出版社，2004.

［14］秦红.乾隆针灸铜人始末［J］.中医药文化，2012（6）：43-45.

［15］金芷君.中医古籍与藏书文化［M］.北京：中国中医药出版社，2016.

［16］曹晖，廖果."一带一路"中医药文物图谱集［M］.广州：暨南大学出版社，2016.

［17］李经纬，梁峻，刘学春.中华医药卫生文物图典：备考卷［M］.西安：西安交通大学出版社，2017.

［18］李经纬，梁峻，刘学春.中华医药卫生文物图典：竹木卷［M］.西安：西安交通大学出版社，2017.

［19］李经纬，梁峻，刘学春.中华医药卫生文物图典：纸质卷［M］.西安：西安交通大学出版社，2017.

［20］李经纬，梁峻，刘学春.中华医药卫生文物图典：陶瓷卷［M］.西安：西安交通大学出版社，2017.

［21］李经纬，梁峻，刘学春.中华医药卫生文物图典：金属卷［M］.西安：西安交通大学出版社，2017.

［22］狄忍安.文坛伯乐 中医大家——恽铁樵先生传略［J］.医古文知识，2004（4）：14-15.

［23］范伯群.从鲁迅的弃医从文谈到恽铁樵的弃文从医——恽铁樵论［J］.复旦学报（社会科学版），2005（1）：18-27.

［24］王致谱.名医恽铁樵的治学之路及医事活动［J］.中医药文化，2006（1）：44-48.

［25］杨奕望.恽铁樵的医学编辑实践与启示［J］.现代出版，2015（2）：75-76.

［26］甄雪燕，王利敏，梁永宣.古代医药行业的招牌——阴阳鱼、葫芦与串铃［J］.中国卫生人才，2013（5）：86-87.

［27］裴东英.浅析葫芦吉祥文化的内涵［J］.科教文汇（上旬刊），2013（2）：74-75.

［28］中药店门前为什么常挂药葫芦［J］.文史天地，2020（2）：93.

［29］吕美珊.明清时期葫芦药瓶的艺术特征与中医文化［J］.陶瓷研究，2021，36（1）：45-48.

［30］潘春华.福禄葫芦［J］.内蒙古林业，2014（9）：35.

［31］林鹏妹，张弓也，薛含丽，等.古代中医药器具发展史述要［J］.中医文献杂志，2021，39（1）：69-73.

［32］陈卫平.中医外科手术学发展史浅探［J］.辽宁中医药大学学报，2009，11（8）：18-19.

［33］艾儒棣，艾华.中医外科学的起源及形成［J］.成都中医药大学学报，2002（4）：52-55.

［34］王阳.古代中国外科手术传统从哪里开始？——"手术传统"概念下的起点新认知［J］.科学技术哲学研究，2018，35（4）：95-100.

［35］于赓哲.被怀疑的华佗——中国古代外科手术的历史轨迹［J］.清华大学学报（哲学社会科学版），2009，24（1）：82-95，159.

［36］龙医传薪——海派中医流派（顾氏外科）［J］.上海中医药杂志，2021，55（2）：2.

［37］严世芸.海上名医严苍山［J］.中医文献杂志，2004（4）：38-40.

［38］孟庆云.谢利恒与经社八才子［J］.家庭中医药，2005（10）：8-9.

［39］世芸，华信.医林耆宿 翰墨增辉——记严苍山先生的艺术生活［J］.上海中医药杂志，1988（10）：51.

［40］严寿钊.崎岖攀峻岭 曲折涉高台——严苍山题画诗赏析［J］.上海中医药大学学报，2001（2）：36-37.

［41］邓玉海，朱生樑.陈存仁健康教育思想初探［J］.中医教育，2018，37（1）：69-71.

［42］邓玉海，朱生樑.陈存仁早期（1949年前）医事活动初考［J］.中医文献杂志，2016，34（4）：44-49.

［43］邓玉海.海派名医陈存仁成才之路初探［J］.中国中医药现代远程教育，2017，15（14）：71-73.

［44］何兰萍.近代上海中医人的社会关系网络与社会角色——以陈存仁为例［J］.中医文献杂志，2021，39（5）：80-84.

［45］李夏亭.浅析丁甘仁对近代中医药发展的学术影响——纪念丁甘仁先生逝世80周年［J］.江苏中

　　医药，2006（6）：16-18.

［46］林颐.古代如何防治城市积水［J］.资源与人居环境，2014（1）：58.

［47］赵斌.北方地区泉水聚落形态研究［D］.天津：天津大学，2017.

［48］杨嘉利.历史时期陕西水井技术研究［D］.西安：陕西师范大学，2011.

［49］贾兵强.先秦时期我国水井作用探析［J］.人民珠江，2016，37（6）：81-84.

［50］梁四宝，韩芸.凿井以灌：明清山西农田水利的新发展［J］.中国经济史研究，2006（4）：85-89.

［51］陈明远，金岷彬.关于"陶器时代"的论证（之二）陶器时代的分期［J］.社会科学论坛，2012
　　（3）：24-40.

［52］冯玉荣.医学的正典化与大众化：明清之际的儒医与"医宗"［J］.学术月刊，2015，47（4）：
　　141-153.

［53］潘萍，郭义，王东强."明堂图"源流简考［J］.针灸临床杂志，2008（5）：1-3，58.

［54］李国臣，梁繁荣，杨明晓.中国古代针灸图谱创新精神下的演变［J］.时珍国医国药，2013，24
　　（5）：1202-1203.

［55］何时希.学贯古今　艺擅众妙——忆当代名医程门雪［J］.山东中医学院学报，1983（3）：
　　4-10，53.

［56］徐江雁.擅述医理，治法圆机，用药轻灵——记清代御医陈莲舫［J］.北京中医，2005（1）：
　　11-13.

［57］上海中医药博物馆.上海中医药博物馆馆藏珍品［M］.上海：上海科学技术出版社，2013.